实用护理学临床实践

陈根秀　主编

云南出版集团

YNK 云南科技出版社

·昆明·

图书在版编目(C I P)数据

实用护理学临床实践 / 陈根秀主编. -- 昆明：云
南科技出版社，2020.5

ISBN 978-7-5587-2813-6

Ⅰ. ①实… Ⅱ. ①陈… Ⅲ. ①护理学 Ⅳ. ①R47

中国版本图书馆 CIP 数据核字(2020)第 073925 号

实用护理学临床实践

SHIYONG HULIXUE LINCHUANG SHIJIAN

陈根秀　主编

责任编辑:张　磊

封面设计:刘　晓

责任校对:秦永红

责任印制:蒋丽芬

书　　号:ISBN 978-7-5587-2813-6

印　　刷:云南出版印刷集团有限责任公司华印分公司

开　　本:787mm×1092mm　1/16

印　　张:8

字　　数:210 千字

版　　次:2020 年 5 月第 1 版

印　　次:2020 年 5 月第 1 次印刷

定　　价:88.00 元

出版发行:云南出版集团　　云南科技出版社

地　　址:昆明市环城西路 609 号

电　　话:0871-64170939

前　言

　　护理学是将自然科学与社会科学紧密联系起来的为人类健康服务的综合性应用学科。随着医学科学的迅速发展和医学模式的转变，医学理论和诊疗护理不断更新，护理学科领域发生了很大的变化。《实用护理学临床实践》旨在为临床护理人员提供最新的专业理论和专业指导，帮助护理人员熟练掌握基本理论知识和临床护理技能，提高护理质量，是对各专科临床护理实践及技能给予指导的专业参考书。

　　近年来，医学技术飞速发展，护理知识与要求也应随之相应的提高和完善。为了促进广大护理人员在临床工作中更好的认识、了解、普及和更新护理知识，从而满足工作者的临床需要，结合临床经验，我们编写了这本《实用护理学临床实践》。

　　本书包括了常见疾病护理和多发疾病护理，具体讲述相关疾病概述、临床表现、辅助检查、护理评估、护理措施及健康教育等内容，语言简洁，内容丰富，侧重实用性和可操作性，力求详尽准确。

　　由于集体执笔，文风笔调不能完全一致，资料的选择和观点的阐述也可能因实践经验的不同而存在差异，书中不足之处恐难避免，敬请同仁不吝赐教，也衷心希望广大读者批评指正。

目　录

第一章　水、电解质、酸碱平衡失调患者的护理

第一节　水、钠代谢失调

一、等渗性缺水

等渗性缺水又称为"急性缺水""混合性缺水"，是指细胞外液水分急剧丢失但不伴有钠离子浓度的变化，包括细胞外液丢失于体外（经过体表与体腔），以及细胞外液丢失于体腔之中而不再参与循环。常由于血液或细胞外液的同步迅速丢失，不出现细胞外液中钠离子浓度和渗透压的变化，多合并循环低血容量，甚至休克的表现。

常见病因包括：①胃肠道消化液的急性丢失，如大量呕吐、腹泻、肠瘘等。②体腔或软组织内大量液体渗出，如肠梗阻、急性腹膜或胸膜炎症、大面积烧伤、严重软组织感染（蜂窝织炎）。

【临床表现】

1. 患者有尿少、厌食、恶心、乏力等症状，但口渴并不明显；还可表现为舌干燥、眼球下陷、皮肤弹性差。

2. 当体液在短期内迅速丢失达体重的 5%，即丧失细胞外液总量的 25% 时，患者可出现脉搏细数、肢端湿冷、血压不稳或下降等血容量不足的表现；体液继续丢失达体重的 6%~7% 时，即可休克。常伴有代谢性酸中毒，若患者大量丢失胃液，则可伴发低氯、低钾性碱中毒。

【辅助检查】

1. 血常规

血液浓缩红细胞计数，血红蛋白、血细胞比容均增高。

2. 尿检

尿钠减少或正常，尿比重增加。

3. 血渍钠和血浆晶体渗透压

血清钠水平正常（135~145mmol/L），血浆晶体渗透压正常。

【治疗原则】

1. 尽可能去除或控制病因，减少丢失。

2. 补充等渗液体、平衡盐溶液或生理盐水。

3. 补液量 = 细胞外液缺失量 + 每日生理需要量（约 2000ml），参考计算公式为：细胞外液缺失量（L）= 血细胞比容上升值 / 血细胞比容正常值 × 体重（kg）× 0.25。

4. 肾功能障碍或大量快速补液患者应警惕"高氯性酸中毒"。

5. 尿量恢复 ≥ 40ml/h 后应适时补钾。

【护理评估】

1. 健康史

（1）年龄

老年人常伴有多种慢性病和各类药物服用史，且老年人器官功能逐步衰退、新陈代谢减慢，

对疾病所致内循环失衡的代偿能力相对较弱，易诱发等渗性缺水。

（2）体重

评估体重变化，若在短期内迅速减轻，多提示有水钠缺失。

（3）生活习惯

包括近期饮食、液体摄入及运动等情况，以评估水钠缺失的原因。

（4）既往史

有无引起等渗性缺水的常见疾病，如呕吐、消化道梗阻、消化道瘘或大面积烧伤等。

2. 身体状况

（1）局部

①有无皮肤弹性下降：用手轻捏手背或前臂皮肤，松开后不能立即恢复原状，即表示皮肤弹性下降；若轻捏皮肤、松开后持续20~30秒再恢复原状者，常提示严重体液不足。②口腔内颊黏膜或齿龈线区出现干燥，提示有体液不足。

（2）全身

①生命体征：有无心率加快、脉搏细数、血压不稳或降低等血容量不足的表现。②神经症状：包括患者的清醒程度及有无乏力表现。若患者神志淡漠，常提示严重体液不足。③出入水量：入水量包括经胃肠道和非胃肠道摄入的液体，如饮食、管饲和静脉输液量等。出水量包括呕吐物、汗液、尿液、粪便及从呼吸道、创面引流和蒸发的液体量等。尿量是反映微循环灌注的重要指标。尿比重的变化对临床判断系肾衰竭或体液缺乏所致的少尿有重要参考价值。

3. 心理－社会状况

评估患者和家属对疾病及其伴随症状的认识程度、心理反应和承受能力。

【护理诊断】

1. 体液不足

与大量呕吐、肠梗阻、腹膜炎、大面积烧伤等原因致体液急性丧失有关。

2. 有受伤害的危险

与意识障碍、低血压有关。

【护理措施】

1. 去除病因

采取有效预防措施或遵医嘱积极处理原发疾病，以减少体液的丢失。

2. 维持充足的体液量，实施液体疗法

对已发生缺水的患者，依其生理状况和各项实验室检查结果，遵医嘱及时补充液体。补液时严格遵循定量、定性和定时的原则。

（1）定量：包括生理需要量、已经损失量和继续损失量3部分。①生理需要量：每日生理需水量的简易计算方法：体重的第一个10kg×100ml/（kg·d）+体重的第2个10kg×50ml/（kg·d）+其余体重×20ml/（kg·d）。对于65岁以上或心脏疾病患者，实际补液量应少于上述计算所得量；婴儿及儿童的体液量与体重之比高于成人，故每公斤体重所需水量也较大。此外，还应补给每日需要水分2000ml、氯化钠4.5g；在血容量补充使尿量达40ml/h后开始补钾。②已经损失量：或称累积失衡量，指在制定补液计划前估计已经丢失的体液量。一般将估计量分2日补足。③继续损失量：或称额外损失量，包括外在性和内在性失液。外在性失液应按不同部位消化液中所含电解质的特点，尽可能等量和等质的补充。内在性失液，如腹（胸）腔内积液、胃肠道积液等，虽症状严重但并不出现体重减轻，故补液量必须根据病情变化估计。此外，体温每升高1℃，将自皮肤丧失低渗液 3~5ml/kg，成人体温达 40qC 时，需多补充 600~1000ml 液体；中度出汗丧失 500~1000ml 体液（含钠 1.25~2.5g）；出汗湿透一套衣裤时约丧失体液 1000ml；气管切开者每日经呼吸道蒸发的水分为 800~1200ml。

（2）定性：等渗性缺水时应补充等渗盐溶液。

（3）定时：每日及单位时间内的补液量及速度取决于体液丧失的量、速度及脏器功能状态。若各脏器代偿功能良好，应按先快后慢的原则进行分配，即第一个 8 小时补充总量的 1/2，剩余 1/2 总量在后 18 个小时内均匀输入。

3. 准确记录液体出入量

准确记录每次饮食、饮水量和静脉补液量、大小便量、呕吐和引流液等。准确记录 24 小时出入水量可供临床医师参考，以及时调整补液方案。

4. 疗效观察

补液过程中，护士必须密切观察治疗效果、注意不良反应。①精神状态：如萎靡、嗜睡等症状的改善情况；②缺水征象：如皮肤弹性下降、眼窝内陷等表现的恢复程度；③生命体征：如血压、脉搏、体温的改善情况；④辅助检查：如尿量和尿比重等尿常规检查、血常规检查、血清电解质和肝肾功能等血生化检查、中心静脉压等指标的变化趋势。

5. 监测血压

定时监测血压，告知血压偏低或不稳定者在改变体位时动作宜慢，以免因直立性低血压或眩晕而跌倒受伤。

6. 建立安全的活动模式

为了减少患者受伤的危险，应与患者及家属共同制定活动的时间、量及形式，如患者除在床上主动活动外，也可由他人协助在床上作被动运动。根据患者肌张力的改善程度，逐步调整活动内容、时间、形式和幅度，以免长期卧床致失用性肌萎缩。

7. 加强安全防护措施

（1）移去环境中的危险物品，减少意外受伤的可能。

（2）对定向力差及意识障碍者，建立安全保护措施，如加床栏保护、适当约束及加强监护等，以免发生意外。

【健康教育】

有大量呕吐、大面积烧伤等易致等渗性缺水者，及早就诊和治疗。

二、低渗性缺水

低渗性缺水又称为"慢性或继发性缺水""低钠血症"，是指细胞外液水、钠离子同时丧失，但钠离子丢失的比例高于水分的丢失。细胞外液因钠离子浓度降低而导致渗透压下降，因此患者往往脱水也没有明显的渴感，但因为细胞外液低渗，水分向细胞内转移，容易造成细胞水肿，特别是脑细胞水肿，甚至致命。

【临床表现】

根据缺钠程度将低渗性缺水分为 3 度：

1. 轻度缺钠

血清 Na^+ 130~135mmol/L 或缺 Na^+ 0.5g/kg 体重。患者感乏力、头昏、手足麻木，但无口渴感。尿量正常或稍多，尿钠、氯减少，尿比重低。

2. 中度缺钠

血清 Na^+ 120~130mmol/L 或缺 Na^+ 0.5~0.75g/kg 体重。除上述症状外，还有厌食、恶心、呕吐、

视物模糊、直立性晕厥、脉搏细弱、血压下降。尿少，尿中几乎不含钠和氯。

3.重度缺钠

血清 Na+<120mmol/L 或缺 Na+0.75~1.25g/kg 体重。除有上述中度缺钠症状外，还有肌肉痉挛性抽搐、表情淡漠、木僵乃至昏迷，常伴有严重休克、少尿或无尿，血尿素氮升高。

【辅助检查】

1.尿检

尿 Na+、Cl- 显著降低，尿比重 <1.010。

2.血常规

血液浓缩，红细胞计数、血红蛋白、血细胞比容及血尿素氮（BUN）均升高。

3.血清钠及血浆晶体渗透压

血清钠 <135mmol/L，血浆晶体渗透压降低，多低于 280 mOsm/L。

【治疗原则】

1.原发病的治疗

积极去除或控制原发疾病。

2.轻度或中度低钠血症的治疗

首选等渗盐水纠正，按临床分度经验性补充累积缺失钠量及液体量并补充每日生理需要量。

3.重度低钠血症的治疗

可选用高渗盐水（3%~5%）并结合胶体溶液，迅速恢复机体有效循环血量。

4.长期严重营养不良，低蛋白血症患者的治疗

宜同时补充血浆蛋白。

5.补钠量计算

①经验法：补钠量（g）=估计丢失钠程度（g/kg体重）× 体重（kg）。②公式法：补钠量（g）=［142mmol/L– 实测血清钠（mmol/L）］× 体重（kg）×0.6（女性 ×0.5）。③一般首日补钠量控制在累计损失量的 1/3~1/2，并加上当日生理需要量。

6.补钠的治疗

初期目标水平宜使血清钠维持于 130~135mmol/L，速度不宜过快，血钠上升速度不超过12~15mmol/L（即平均血清钠上升速度为 0.5~1mmol/L），切忌高钠血症致细胞缺水。

【护理评估】

1.健康史

评估患者的一般状况，了解患者的年龄、性别、体重、体型（胖瘦）及有无重要脏器的疾病等;评估导致体液失衡的病因与类型。

2.身体状况

评估患者是否经常感到软弱、疲乏、头晕、手足麻木，但口渴不明显，是否经常有恶心、呕吐、直立性晕厥。当患者缺钠进一步加重时，可出现血压下降，尿少或无尿等循环衰竭症状。

3.心理 - 社会状况

（1）评估患者对体液失衡的心理反应。

（2）评估患者及家属对疾病方面的知识掌握与了解的程度。

【护理诊断】

1.体液不足

与长期大量呕吐、胃肠减压等

原因与慢性体液丧失有关。

2. 有受伤的危险

与意识障碍、低血压有关。

【护理措施】

遵医嘱补充等渗或高渗盐水以维持充足的体液量，以纠正细胞外液的低渗状态及血容量不足。其他护理措施参见"等渗性缺水"。

【健康教育】

1. 高温环境作业者和进行高强度体育活动者出汗较多时，应及时补充水分且宜饮用含盐饮料。

2. 有进食困难、呕吐、腹泻和出血等易导致体液失衡症状者应及早就诊和治疗。

三、高渗性缺水

高渗性缺水又称为"原发性缺水""高钠血症"，是指细胞外液水分和钠离子同时损失，且水分的丢失比例高于钠离子的丢失。细胞外液因钠离子浓度的升高而导致渗透压升高，因此患者常有明显的渴感，但由于细胞外液高渗，细胞内水分向细胞外转移，容易造成细胞膜及细胞器皱缩损伤、功能障碍。

【临床表现】

根据缺水程度一般将高渗性缺水分为 3 度：

1. 轻度缺水

口渴为主，无其他症状，缺水量占体重的 2%~4%。

2. 中度缺水

表现为极度口渴、乏力、眼窝明显凹陷、唇舌干燥、皮肤弹性差、心率加快、尿少、尿比重增加（>1.025）。缺水量占体重的 4%~6%。

3. 重度缺水

除有上述症状外，可出现烦躁、谵妄、昏迷等脑功能障碍症状，血压下降乃至休克，少尿乃至无尿，以及氮质血症等。缺水量占体重的 6% 以上。

【辅助检查】

1. 你尿常规

尿比重升高（>1.030）。

2. 血常规

外周血红细胞计数，血红蛋白含量及血细胞比容轻度升高。

3. 血清钠及血浆晶体渗透压

血清钠 >150mmol/L，血浆晶体渗透压 >320mOsm/L。

【治疗原则】

1. 补充水分

用等渗或低渗溶液（5% 葡萄糖注射液或 0.45% 氯化钠注射液）。

2. 累积失液量计算

①经验法：补液量（L）= 体重（kg）× 缺水量占体重的百分数。②公式法：补液量（ml）=（实测血清钠 –142）（mmol/L）× 体重（kg）× 4（女性 × 3）。

3. 补液

补液同时应注意监测血钠水平，并在血清钠恢复正常水平后适当补钠，尿量 ≥ 40ml 后应同时补钾。

4.纠正高钠

纠正高钠不宜过快，血钠水平应在48~72小时内逐渐恢复正常，以避免细胞外液渗透压急剧降低导致急性脑水肿。

【护理评估】

1.健康史

评估患者的一般状况，了解患者的年龄、性别、体重、体型（胖瘦）及有无重要脏器的疾病等；评估导致体液失衡的病因与类型。

2.身体状况

评估患者是否有轻度缺水、中度缺水或者重度缺水的症状。

3.心理－社会状况

（1）评估患者对体液失衡的心理反应。

（2）评估患者及家属对疾病方面的知识掌握与了解的程度。

【护理诊断】

1.体液不足

与高热、大汗等有关。

2.口腔黏膜改变

与体液不足、口腔黏膜干燥有关。

3.有受伤害的危险

与意识障碍有关。

【护理措施】

1.维持充足的体液量

鼓励患者饮水或遵医嘱经静脉输注非电解质溶液。注意补液时先适当给予葡萄糖溶液，再给予晶体溶液。因高渗性缺水者也有缺钠，只是因缺水更多致血液浓缩，才使血清钠浓度相对升高。故在输液过程中，应观察血清钠含量的动态变化，必要时适当补钠，避免低钠血症。其他补液护理参见"等渗性缺水"。

2.做好口腔护理

对于不能饮水者，鼓励患者漱口，必要时润唇。

3.监测血压

定时监测血压，告知血压偏低或不稳定者在改变体位时动作宜慢，以免因直立性低血压或眩晕而跌倒受伤。

4.建立安全的活动模式

为了减少患者受伤的危险，应与患者及家属共同制定活动的时间、量及形式，如患者除在床上主动活动外，也可由他人协助在床上作被动运动。根据患者肌张力的改善程度，逐步调整活动内容、时间、形式和幅度，以免长期卧床致失用性肌萎缩。

5.加强安全防护措施

（1）移去环境中的危险物品，减少意外受伤的可能。

（2）对定向力差及意识障碍者，建立安全保护措施，如加床栏保护、适当约束及加强监护等，以免发生意外。

【健康教育】

1.高温环境作业者和进行高强度体育活动者出汗较多时，应及时补充水分且宜饮用含盐饮料。

2.有进食困难、呕吐、腹泻和出血等易导致体液失衡症状者应及早就诊和治疗。

四、水中毒

水中毒是指机体摄水量超过排水量，水潴留体内致血浆渗透压下降和循环血量增多，又称稀释性低钠血症，较少见。

常见病因有：①肾功能不全，排尿能力下降；②各种原因引起抗利尿激素（ADH）分泌过多；③机体摄水过多或静脉补液过多。

【临床表现】

按起病的急、缓分为两类。

1.急性水中毒

因脑细胞肿胀和脑组织水肿可致颅内压增高，引起神经、精神症状，如：头痛、躁动、谵妄、惊厥，甚至昏迷，严重者发生脑疝。

2.慢性水中毒

多被原发病的症状所掩盖；可出现软弱无力、恶心、呕吐、嗜睡、体重增加、皮肤苍白等症状，一般无凹陷性水肿。

【辅助检查】

血红细胞计数、血红蛋白量、血细胞比容、血浆蛋白量及血浆渗透压均降低，平均红细胞容积增加，平均血红蛋白浓度降低。

【治疗原则】

立即停止水分摄入。轻者在机体排出多余的水分后，水中毒即可解除。严重者需用利尿剂以促进水排出。一般可用渗透性利尿剂，如20%甘露醇250ml快速（20分钟内）静脉滴注；也可静脉注射袢利尿剂，如呋塞米（速尿）。

【护理评估】

1.健康史

评估患者的一般状况，了解患者的年龄、性别、体重、体型（胖瘦）及有无重要脏器的疾病等；评估导致体液失衡的病因与类型。

2.身体状况

分为急性和慢性两种，急性以脑细胞水肿症状最为突出，患者可有头痛、意识不清、嗜睡、躁动、昏迷等颅内压增高症状；慢性有乏力、恶心、呕吐、嗜睡等。

3.心理-社会状况

（1）评估患者对体液失衡的心理反应。

（2）评估患者及家属对疾病方面的知识掌握与了解的程度。

【护理诊断】

1.体液过多

与水分摄入过多、排出不足或脏器功能不全有关。

2.有受伤害的危险

与意识障碍有关。

3. 潜在并发症

肺水肿、颅内压增高、脑疝。

【护理措施】

1. 纠正体液量过多

（1）去除病因和诱因：①停止可能继续增加体液量的各种治疗，如应用大量低渗液或清水洗胃、灌肠等；②对易引起 ADH 分泌过多的高危患者，如疼痛、失血、休克、创伤、大手术或急性肾功能不全者，严格按治疗计划补充液体，切忌过量和过速。

（2）相应治疗的护理：①严格控制水的摄入量，每日限制摄水量在 700~1000ml 以下；②对重症水中毒者，遵医嘱给予高渗溶液，如 5% 氯化钠溶液等，以迅速改善体液的低渗状态和减轻脑细胞肿胀；同时注意观察病情的动态变化和尿量；③对需经透析治疗以排出体内过多水分的患者予以透析护理。

2. 监测血压

定时监测血压，告知血压偏低或不稳定者在改变体位时动作宜慢，以免因直立性低血压或眩晕而跌倒受伤。

3. 建立安全的活动模式

为了减少患者受伤的危险，应与患者及家属共同制定活动的时间、量及形式，如患者除在床上主动活动外，也可由他人协助在床上作被动运动。根据患者肌张力的改善程度，逐步调整活动内容、时间、形式和幅度，以免长期卧床致失用性肌萎缩。

4. 加强安全防护措施

①移去环境中的危险物品，减少意外受伤的可能。②对定向力差及意识障碍者，建立安全保护措施，如加床栏保护、适当约束及加强监护等，以免发生意外。

5. 加强观察

严密观察病情变化，及时评估脑水肿或肺水肿进展程度。

【健康教育】

1. 高温环境作业者和进行高强度体育活动者出汗较多时，应及时补充水分且宜饮用含盐饮料。

2. 有进食困难、呕吐、腹泻和出血等易导致体液失衡症状者应及早就诊和治疗。

第二节　其他电解质代谢失调

一、钾代谢失调

（一）低钾血症

血清钾浓度低于 3.5 mmol/L。

【临床表现】

1. 肌无力

首先见于四肢，伴腱反射减弱或消失，发展可累及躯干，影响呼吸及吞咽。

2. 消化道功能障碍

出现腹胀、恶心、呕吐、肠鸣音减弱或消失等肠麻痹症状。

3. 心脏功能异常

心肌兴奋性增强，传导异常，引起心悸、（室性）心律失常、室颤。

4. 代谢性碱中毒

引起细胞外液 H+ 浓度下降和反常性酸性尿。这两方面的作用使患者发生低钾性碱中毒，可出现头晕、躁动、昏迷、面部及四肢抽动、手足搐搦、口周及手足麻木等碱中毒症状。

【辅助检查】

1. 实验室检查

①血清钾 <3.5mmol/L 即可确诊。②血气 pH 值升高，碱剩余（BE）增加，CO_2CP 升高，尿 pH 值呈酸性。③尿钾 <20mmol/L 多提示胃肠道失钾，尿钾 >20mmol/L 多提示肾脏失钾。

2. 心电图检查

心电图表现为 T 波降低、变宽、双相或倒置，ST 段降低，QT 间隙延长，出现 u 波。

【治疗原则】

1. 补钾

一般尽量口服或经胃肠管饲补充。若胃肠不能利用或急危重者可静脉输液补钾。

2. 静脉补钾

外周静脉输液钾浓度宜 ≤ 0.3%，中心静脉输液钾浓度可酌情增加，但即使是严重低钾血症，补充氯化钾溶液的速度亦应 ≤ 1.5g/h（20mmol/h）。

3. 长期严重低钾血症

补钾，输液早期宜选用林格液或生理盐水，尽量避免输注葡萄糖及碱性液体，一般血清钾每上升 1mmol/L 需补钾约 200mmol。

4. 必须坚持见尿补钾

注意保持尿量 ≥ 30ml/h，

【护理评估】

1. 健康史

评估有无导致 K+ 代谢紊乱的各类诱因，如长期禁食、肾衰竭、酸碱代谢紊乱等；有无手术、创伤史；有无周期性钾代谢紊乱的发作史、既往史和家族史。

2. 身体状况

评估有无神经—肌肉兴奋性降低、消化道功能障碍、心脏功能异常和代谢性碱中毒等症状。

3. 心理－社会状况

严重低钾血症患者常会伴恶心、呕吐、肌无力症状，甚至会因呼吸肌无力导致呼吸困难，应评估患者是否经常处于恐惧与焦虑中。应了解到患者病情加重时，家属的恐惧、焦虑心理也同时增加。

【护理诊断】

1. 活动无耐力

与低钾血症致肌无力有关。

2. 有受伤害的危险

与软弱无力和意识障碍有关。

【护理措施】

1. 病情观察

监测患者心率、心律、心电图及意识状况。

2. 减少钾丢失

遵医嘱予以镇吐、止泻等治疗，以减少钾继续丢失。

3. 恢复血清钾水平，遵医嘱补钾

其原则是：①尽量口服补钾：遵医嘱予以 10% 氯化钾或枸橼酸钾溶液口服。鼓励患者多进食肉类、牛奶、香蕉、橘子汁、番茄汁等含钾丰富的食物。②见尿补钾：静脉补钾前先了解肾功能，因肾功能不良可影响钾离子排出。每小时尿量大于 40ml 或每日尿量大于 500ml 方可补钾。③控制补液中钾浓度：静脉补液中钾浓度不宜超过 40mmol/L（相当于氯化钾 3g）；禁止静脉直接推注氯化钾，以免血钾突然升高致心脏骤停。④速度勿快：溶液应缓慢滴注，补钾速度不宜超过 20mmol/h。⑤总量限制、严密监测：定时监测血钾浓度，及时调整每日补钾总量。一般每日补钾 40~80mmol，以每克氯化钾等于 13.4mmol 钾计算，每日补氯化钾 3~6g。此外，因低钾血症常伴碱中毒，而补给的氯化钾中的 Cl^- 有助于减轻碱中毒。同时，Cl^- 缺乏会影响肾的保钾能力，故输入氯化钾还可增强肾的保钾能力。

4. 监测血压

定时监测血压，告知血压偏低或不稳定者在改变体位时动作宜慢，以免因直立性低血压或眩晕而跌倒受伤。

5. 建立安全的活动模式

为了防止患者受伤的危险，应与患者及家属共同制定活动的时间、量及形式，如患者除在床上主动活动外，也可由他人协助在床上作被动运动。根据患者肌张力的改善程度，逐步调整活动内容、时间、形式和幅度，以免长期卧床致失用性肌萎缩。

6. 加强安全防护措施

①移去环境中的危险物品，减少意外受伤的可能。②对定向力差及意识障碍者，建立安全保护措施，如加床栏保护、适当约束及加强监护等，以免发生意外。

7. 心理支持

对清醒的患者作好心理护理。严重低钾血症患者常会伴恶心、呕吐、肌无力症状，甚至会因呼吸肌无力导致呼吸困难，患者常处于恐惧与焦虑中。刚入院的患者往往因对疾病知识的缺乏，床旁的监护设备、抢救物品更加重了其心理压力。尤其初到陌生的环境，对疾病的不了解，更增加了患者的无助与恐惧等。因此，护士要根据患者文化程度的不同和每一位患者的不同心理状态，向患者及其家属作好耐心的解释工作。

【健康教育】

长时间禁食者、长期控制饮食摄入者或近期有呕吐、腹泻、胃肠道引流者，应及时补钾，以防发生低钾血症。

（二）高钾血症

血清钾浓度高于 5.5mmol/L。

【临床表现】

1. 神经肌肉症状

血钾轻度升高，仅有四肢乏力、手足感觉异常、肌肉酸痛。当血清钾 >7.0mmol/L 时，可出现松弛性瘫痪，先累及躯干，后波及四肢，最后累及呼吸肌，出现呼吸困难。

2. 心血管症状

血钾升高主要使心肌的应激性下降，当血钾 >7.0mmol/L 时，可出现心率缓慢、传导阻滞等心律失常。严重时出现心室颤动、心脏骤停，其症状常与肾衰竭同时存在。

【辅助检查】

1，实验室检查

血清钾 >5.5mmol/L 即可确诊。

2. 心电图检查

心电图早期改变为 T 波高尖，P 波下降；当血清钾 >8.0mmol/L 时，P 波消失，QRS 波增宽，QT 间期延长，严重时出现房室传导阻滞、心室颤动。但碱中毒常掩盖高钾血症和心电图改变，高镁血症可产生类似高钾血症的心电图改变，判断时要予以注意。

【治疗原则】

1. 病因治疗

寻找和去除引起高血钾的原因，积极治疗原发病。

2. 禁钾

立即停用一切含钾药物和溶液；避免进食含钾量高的食物。

3. 降低血钾

（1）促进钾进入细胞内：高渗（25%）葡萄糖溶液 + 胰岛素（3~4g 葡萄糖：1U 胰岛素）；升高血 pH 值：5%NaHCO₃ 溶液 150~250ml 静脉输注。

（2）清除细胞外液中钾离子：阳离子交换树脂：口服或保留灌肠，40g，3~4 次 / 日，配合 20% 甘露醇或山梨醇导泻。血液透析或腹膜透析。

4. 紧急对抗心律失常

（1）10% 氯化钙 20~30ml 加入 5% 葡萄糖注射液中静脉滴注。

（2）10% 葡萄糖酸钙 20ml 静脉缓推，必要时重复。

（3）紧急状态下氯化钙效果优于葡萄糖酸钙，但应注意静脉滴注，切忌直接静脉推注。

【护理评估】

1. 健康史

评估有无导致 K^+ 代谢紊乱的各类诱因，如长期禁食、肾衰竭、酸碱代谢紊乱等；有无手术、创伤史；有无周期性钾代谢紊乱的发作史、既往史和家族史。

2. 身体状况

评估患者是否有乏力、手足麻木和感觉异常、腱反射消失症状，严重时呼吸困难和软瘫。此症状可使微循环血管收缩，导致皮肤苍白、湿冷、血压改变（早期升高、晚期下降）。高钾血症抑制心肌，可造成心搏缓慢和心律失常，严重者可致心脏骤停。

3. 心理 – 社会状况

由于疾病长期的折磨，多数患者情绪低沉，压抑感较重。评估患者和家属是否因对疾病缺乏相关认识，有沮丧的情绪。

【护理诊断】

1. 活动无耐力

与高钾血症导致的肌肉无力、软瘫有关。

2. 潜在并发症

心律失常、心脏骤停。

【护理措施】

1. 恢复血清钾水平

（1）指导患者停用含钾药物，避免进食含钾量高的食物。

（2）遵医嘱用药以对抗心律失常及降低血钾水平。

（3）透析患者做好透析护理。

2.并发症的预防和急救

（1）在加强对患者生命体征观察的同时，严密监测患者的血钾、心率、心律、心电图。

（2）一旦发生心律失常应立即通知医师，积极协助治疗；若出现心脏骤停，立即行心脑肺复苏。

【健康教育】

告知肾功能减退及长期使用保钾利尿剂的患者，应限制含钾食物和药物的摄入，并定期复诊，监测血钾浓度，以防发生高钾血症。

二、钙代谢失调

（一）低钙血症

血清钙浓度低于 2.25mmol/L。可发生于甲状腺功能低下、低镁血症、出血坏死性胰腺炎、慢性肾衰竭、严重创伤、挤压伤、坏死性筋膜炎、烧伤和败血性休克时。

【临床表现】

主要在神经肌肉方面，表现为深肌腱反射亢进、Chvostek 征（低钙击面征）阳性（即打击面部肌肉致面肌痉挛）、骨骼肌和腹部痛性痉挛、手痉挛以及少数患者可有惊厥。高血钙在心电图上可表现为 Q–T 间期延长。

【辅助检查】

血清钙 <2.0mmol/L；部分患者可伴血清甲状旁腺素低于正常。

【治疗原则】

1.病因治疗

处理原发病，补充钙剂。

2.药物治疗

（1）为缓解症状，可给予 10% 葡萄糖酸钙 10~20ml 或 5% 氯化钙 10ml 静脉注射；必要时 8~12 小时后重复注射。

（2）需要长期治疗者可口服钙剂和维生素 D，以逐步减少静脉补钙量。

3.纠正碱中毒

纠正同时存在的碱中毒有利于提高血清离子钙浓度。

【护理评估】

1.健康史

评估有无导致 Ca^{2+} 代谢紊乱的各类诱因，如钙过度流失，摄入或吸收过少，孕期和哺乳期需要量增加而补充不足。

2.身体状况

评估患者是否表现为易激动、口周和指（趾）尖麻木及针刺感、手足抽搐、肌疼痛、腱反射亢进，以及 Chvostek 征阳性。

3.心理 - 社会状况

低钙血症患者的肌肉强直性痉挛，会引起疼痛和焦虑，应评估患者是否经常处于恐惧和焦虑中，评估患者及其家属对疾病方面的知识掌握及了解程度。

【护理诊断】

有受伤的危险

与低钙血症所致手足抽搐有关。

【护理措施】

1. 监测血清钙

了解血清钙的动态变化，一旦发现血清钙低于正常值，及时通知医师。

2. 防止窒息

严重的低血钙会累及呼吸肌，应加强呼吸频率和节律的观察，做好气管切开的准备。

3. 遵医嘱补钙

静脉输注钙剂速度宜慢，以免引起血压过低或心律失常；避免局部渗漏。口服补钙患者指导其正确补充钙剂和维生素 D。

4. 监测血压

定时监测血压，告知血压偏低或不稳定者在改变体位时动作宜慢，以免因直立性低血压或眩晕而跌倒受伤。

5. 建立安全的活动模式

为了减少患者受伤的危险，应与患者及家属共同制定活动的时间、量及形式，如患者除在床上主动活动外，也可由他人协助在床上作被动运动。根据患者肌张力的改善程度，逐步调整活动内容、时间、形式和幅度，以免长期卧床致失用性肌萎缩。

6. 加强安全防护措施

（1）移去环境中的危险物品，减少意外受伤的可能。

（2）对定向力差及意识障碍者，建立安全保护措施，如加床栏保护、适当约束及加强监护等，以免发生意外。

【健康教育】

指导患者正确补充钙和维生素 D 的方法及告知其重要性，忽略或盲目补充钙和维生素 D 都对人的健康不利。

（二）高钙血症

血清钙浓度高于 2.75mmol/L。可发生于甲状旁腺功能亢进、癌症骨转移、甲状旁腺激素突然释放、维生素 D 中毒、甲状腺功能亢进症、类肉瘤症等。

【临床表现】

高钙血症主要表现为便秘和多尿。初期患者可出现疲乏、食欲减退、恶心、呕吐、体重下降等。随血钙浓度进一步升高可出现头痛、背部和四肢疼痛、口渴、多尿等，甚至出现室性期前收缩和自发性室性节律。

【辅助检查】

血清钙 >2.75mmol/L；血清甲状旁腺素明显升高；部分患者可伴尿钙增加。

【治疗原则】

1. 病因治疗

处理原发病，促进钙排泄。

2. 药物治疗

通过给予低钙饮食、补液、应用乙二胺四乙酸（EDTA）、类固醇和硫酸钠等措施降低血清钙浓度。

3. 手术治疗

甲状旁腺功能亢进者须接受手术治疗，切除腺瘤或增生的腺组织即可治愈。

【护理评估】

1. 健康史

评估有无导致 Ca^{2+} 代谢紊乱的各类诱因，如甲状旁腺功能亢进，长期卧床、骨转移性癌等疾病导致的骨骼释放，静脉输入过多、食入过多维生素 D 使钙的摄取及吸收增加；肾功能不全引起的钙排泄减少。

2. 身体状况

评估患者有无神经肌肉应激性减退、疲倦、乏力、泌尿系结石、骨质疏松、口渴及多尿的症状。

3. 心理－社会状况

（1）高钙血症患者应鼓励下床活动，以防骨质脱钙。

（2）鼓励摄取足够的水分，以防发生脱水。

（3）评估患者及其家属对疾病方面的知识掌握及了解的程度。

【护理诊断】

便秘

与高钙血症有关。

【护理措施】

1. 病情监测

监测血清钙的动态变化。

2. 补液护理

遵医嘱补液，指导患者采取低钙饮食、多饮水降低血清钙水平。

3. 排便护理

鼓励患者多食粗纤维食物，以利排便；便秘严重者，给予导泻或灌肠。

【健康教育】

重点在于正确掌握补充钙和维生素 D 的重要性和方法，鼓励患者多食粗纤维食物，保证排便通畅。

三、镁代谢失调

（一）低镁血症

血清镁浓度低于 0.75mmol/L。本疾病主要因饮食中摄取不足、小肠吸收不良或胃肠道丢失过多（如肠瘘、使用泻药或鼻胃管吸引）而发生，也可因尿中镁丢失过多、慢性酒精中毒、醛固酮过多和高血钙而致。在急性胰腺炎、糖尿病性酸中毒、烧伤或长期完全胃肠外营养的患者，如镁补充不足，偶尔也可发生低镁血症。

【临床表现】

与低钙血症相似，表现为神经系统及肌肉功能亢进。患者精神紧张、易激动、烦躁不安、眼球震颤、手足抽搐及 Chvostek 征阳性，可伴高血压、心动过速、记忆力减退、精神错乱和定向障碍等。由于血清镁浓度与镁缺乏症状并非成平行关系，在排除或纠正钙缺乏之后，对症状未改善者应注意是否存在镁缺乏。

【辅助检查】

1. 实验室检查

血清镁低于正常水平，常伴血清钾和钙的缺乏。

2. 心电图检查

心电图示 Q-T 间期延长。

3. 镁负荷试验

试验阳性。正常人在静脉输注氯化镁或硫酸镁 0.25mmol/L 后，注入量的 90% 很快从尿中排出；而镁缺乏者的尿镁很少，注入量的 40%~80% 被保留于体内。

【治疗原则】

1. 症状轻者口服镁剂。严重者经静脉输注含硫酸镁的溶液，但避免过量和过速，以防急性镁中毒和心脏骤停。

2. 完全纠正镁缺乏需要较长时间，故症状消失后应继续补充镁剂 1~3 周。

3. 治疗低镁血症应兼顾补钾和补钙。

【护理评估】

1. 健康史

评估有无导致 Mg^{2+} 代谢紊乱的各类诱因，如饮食中摄取不足、小肠吸收不良，急性胰腺炎或长期完全胃肠外营养的患者、镁补充不足。

2. 身体状况

评估患者是否表现为神经、肌系统功能亢进，还可伴高血压、心动过速、记忆力减退、精神错乱和定向障碍等症状。

3. 心理 – 社会状况

低镁血症患者的神经系统及肌肉功能亢进，容易引起精神紧张、激动或烦躁不安，评估患者及其家属对疾病方面的知识掌握及了解的程度。

【护理诊断】

舒适受损

与低镁血症有关。

【护理措施】

1. 加强监测

了解血清镁的动态变化趋势，一旦发现血清镁异常，及时通知医师。

2. 遵医嘱补镁

静脉滴注或肌内注射镁剂。肌内注射时应作深部注射，并经常更换注射部位，以防局部形成硬结而影响疗效。补镁过程中密切观察有无呼吸抑制、血压下降、腱反射减弱等镁中毒征象。

3. 心理护理

因完全纠正镁缺乏需较长时间，再加之低镁血症所致的神经系统和肌肉功能亢进，患者易出现精神紧张及激动，故应加强鼓励和安慰，帮助患者调整情绪，正确面对疾病。

【健康教育】

完全纠正镁缺乏需要较长的时间，应兼顾补钾和补钙，帮助患者调整情绪，加强鼓励和安慰，以免加重其精神负担对健康不利。

（二）高镁血症

血清镁浓度高于 1.25mmol/L。该疾病常发生于有肾脏疾患的患者中，在外科患者中比较罕见，可在低血容量性休克时发生，此时镁从细胞中释出，因此对有肾脏疾患的患者，要密切监测血镁水平。

【临床表现】

主要表现为中枢和周围神经传导障碍。患者易感疲乏、肌软弱无力、腱反射消失、血压下降等。严重者可发生呼吸肌麻痹、昏迷，甚至心脏骤停。

【辅助检查】

1. 实验室检查

血清镁高于正常水平，常伴血清钾升高。

2. 心电图检查

心电图改变与高钾血症相似，可见 P–R 间期延长，QRS 波增宽和 T 波增高。

【治疗原则】

1. 立即停用镁剂。

2. 静脉缓慢推注 2.5~5mmol/L 葡萄糖酸钙或氯化钙。

3. 同时纠正酸中毒、补充血容量。

4. 必要时行透析治疗。

【护理评估】

1. 健康史

评估有无导致 Mg^{2+} 代谢紊乱的各类诱因，如肾脏疾病的患者出现低血容量性休克时，镁从细胞中释出。

2. 身体状况

评估患者有无中枢和周围神经传导障碍、肌软弱无力、腱反射消失、血压下降，甚至发生呼吸肌麻痹的症状。

3. 心理 – 社会状况

高镁血症患者易感疲乏、肌肉无力，重者可发生呼吸肌麻痹，甚至心脏骤停，应嘱患者减少活动，以防跌倒，家属要加强看管和护理，了解和掌握有关疾病方面的知识。

【护理诊断】

舒适受损

与高镁血症有关。

【护理措施】

1. 加强监测

了解血清镁的动态变化趋势，一旦发现血清镁异常，及时通知医师。

2. 遵医嘱用药

静脉缓慢推注钙剂，以对抗镁对心脏和肌肉功能的抑制作用；必要时行透析治疗。

【健康教育】告知肾功能减退的患者定期监测血镁浓度，以防发生高镁血症。

四、磷代谢失调

（一）低磷血症

血清无机磷浓度低于 0.96mmol/L。饮食摄入不足（尤其是嗜酒者）、甲状旁腺功能亢进和服用抗酸剂时可能伴发低磷血症。常发生于完全胃肠外营养的患者中。

【临床表现】

患者表现为困倦、易疲劳、无力、惊厥，甚至死亡。低磷血症还可使红细胞溶解，从而影响氧向组织内的转运，白细胞的吞噬功能在低血磷时也常被抑制。

【辅助检查】

血清无机磷低于正常，常伴血清钙升高。

【治疗原则】

能进食者用口服法补磷。在完全胃肠外营养的患者中，每给予 4.2kJ 热量就必须给予

20~40mmol 的磷酸二氢钾。

【护理评估】

1. 健康史

评估有无导致 P^{2+} 代谢紊乱的各类诱因，如重度营养不良、饮食摄入不足，评估患者有无嗜酒的爱好等。

2. 身体状况

评估患者是否缺乏特异性。是否有头晕、厌食、肌无力等神经肌肉症状。重者是否有抽搐、精神错乱、昏迷，甚至呼吸肌无力而危及生命的症状。

3. 心理－社会状况

低磷血症患者意识淡漠、呼吸困难、肢体疼痛，甚至呼吸骤停，应评估患者是否经常处于恐惧中，评估患者及其家属对疾病方面的知识掌握及了解的程度。

【护理诊断】

舒适受损

与低磷血症有关。

【护理措施】

1. 了解血清无机磷的动态变化，一旦发现血清磷低于正常值，及时通知医师并遵医嘱补磷。

2. 长期禁食者，每日经静脉补充磷 10mmol 预防低磷血症。

【健康教育】

告知完全胃肠外营养的患者定期监测血磷浓度，以防发生低磷血症。

（二）高磷血症

血清无机磷浓度高于 1.62mmol/L。本疾病大部分在严重肾疾病、外伤后或组织分解代谢明显增强时发生，极少有发生在食物中磷摄入过多。高磷血症常常没有症状。

【临床表现】

临床表现不典型，主要出现低钙血症的一系列临床症状。

【辅助检查】

血清无机磷高于正常，常伴血清钙降低。

【治疗原则】

1. 病因治疗

一经诊断，应积极处理病因，

利尿以加快磷的排出。

2. 药物治疗

服用能与磷结合的抗酸剂，如氢氧化铝凝胶；同时针对低钙血症进行处理。

3. 透析治疗

急性肾衰竭，必要时用透析治疗。

4. 手术治疗

对于严重甲旁亢患者，可采用甲状旁腺切除加自体移植术。

【护理评估】

1. 健康史

评估有无导致 P^{2+} 代谢紊乱的各类诱因，如有无严重肾疾病及甲状旁腺功能亢进。

2. 身体状况

评估患者是否表现为易激动、手足抽搐、肌肉疼痛、腱反射亢进以及 Chvostek 征阳性。

3. 心理 – 社会状况

高磷血症患者主要有低钙血症的一系列症状，患者的肌肉强直性痉挛可引起疼痛和焦虑，评估患者及其家属对疾病知识的掌握及了解程度。

【护理诊断】

舒适受损

与高磷血症有关。

【护理措施】

高磷血症的防治措施主要包括限制磷摄入和促进磷排出。限制磷摄入的主要手段是低磷饮食，如使用磷相结合剂。

【健康教育】

告知患者高磷血症的危害性，限磷饮食及遵医嘱服药的重要性。

第三节　酸碱平衡紊乱

一、代谢性酸中毒

代谢性酸中毒是临床最常见的酸碱平衡失调，是因体内酸性物质积聚或产生过多，或 HCO_3^- 丢失过多所致。

【临床表现】

1. 酸中毒较轻时无特殊表现。乳酸中毒时，因脑组织参与乳酸的产生，使中枢化学感受器直接受刺激，呼吸代偿出现较早。表现为通气增加，呼吸深而有力。

2. 酸中毒加重时周围血管扩张、口唇樱红、软弱、呼吸深而有力、头晕、头痛、恶心、呕吐。

【辅助检查】

1. 血清电解质

可伴血清钾升高。

2. 动脉血气分析

血气分析标准碳酸氢盐（SB）<22mmol/L，实际碳酸氢盐（AB）<22mmol/L；碱剩余（BE）<-3mmol/L，CO_2 分压 <4.66kPa。

【治疗原则】

病因治疗为主，药物纠正为辅。在某些情况下，尤其是当阴离子间隙增大的情况下，就需要服用碱性药物，要使血浆碳酸氢钠浓度恢复正常所需的碳酸氢钠的量可按下法估算出：正常的碳酸氢钠浓度值减去此时的实际浓度乘以人体总水量估计值的一半。这是一个实用经验公式，在实际工作中，使用足量碳酸氢钠使其血浓度恢复正常并不都是明智的，最好先使其升高 5mmol/L，宁酸勿碱，因为偏碱时氧气不易从血红蛋白上解离下来。然后再重新估计临床情况，由于使用碳酸氢钠时输入大量钠，可能引起容量过多，亦可能使酸中毒矫枉过正。因此需注意边治疗边监测，并注意补钾补钙。

对酸中毒的长期处理必须给患者提供适量的碱，既可用碳酸氢钠片口服以补充，也可用控制饮食中碱量的办法。在所有患者中，都必须尽量减少慢性酸中毒患者碳酸氢钠丢失的幅度。

【护理评估】

1. 健康史

评估患者的病史：①酸性代谢产物产生过多：如休克，循环衰竭，高热，糖尿病性酮症酸中毒，长期饥饿；②碳酸根离子排出太多：如腹泻，长期呕吐，肠瘘，胆瘘，胰瘘，大面积烧伤；③酸性代谢产物在体内潴留：如急、慢性肾衰竭。

2. 身体状况

（1）评估患者有无乏力、眩晕、头痛、嗜睡、感觉迟钝或烦躁不安的症状，严重者可出现神志不清，甚至昏迷。尿少或无尿。

（2）评估患者有无呼吸深而快、严重时减弱的症状。酮症酸中毒时，呼气中带有酮味。心率快、血压偏低，对称性肌张力减退，腱反射减弱或消失。

3. 心理 - 社会状况

由于疾病影响心肺功能，呼吸频率增加，患者可能产生恐惧和焦虑心理。另外，乏力和眩晕又可加重患者的不适感觉。应了解患者及其家属有无紧张、焦虑和恐惧的心理，及其对治疗和预后的认识程度。

【护理诊断】

1. 低效性呼吸形态

与呼吸性酸中毒导致哮喘，呼吸困难有关。

2. 口腔黏膜受损

与代谢性酸中毒致呼吸深快有关。

3. 活动无耐力

与肌肉无力，反射降低有关。

4. 体液不足

与呕吐、腹泻有关。

5. 有受伤害的危险

与代谢性碱中毒所致意识障碍有关。

6. 潜在并发症

高钾血症、代谢性碱中毒。

【护理措施】

1. 口腔护理

指导患者养成良好的卫生习惯，经常用漱口液清洁口腔，避免口腔黏膜干燥、损伤。

2. 并发症的观察与护理

在纠正代谢性酸中毒时，加强对患者生命体征、动脉血气分析和血电解质指标动态变化趋势的监测，及时发现相应的并发症：①应用碳酸氢钠过量可致代谢性碱中毒，表现为呼吸浅、慢、脉搏不规则及手足抽搐。②代谢性酸中毒未及时纠正可致高钾血症，表现为神志淡漠、感觉异常、乏力、四肢软瘫等，严重者可出现心脏骤停。一旦发现上述并发症，及时通知医师，并配合治疗。

3. 监测血压

定时监测血压，告知血压偏低或不稳定者在改变体位时动作宜慢，以免因直立性低血压或眩晕而跌倒受伤。

4. 建立安全的活动模式

为了减少患者受伤的危险，应与患者及家属共同制定活动的时间、量及形式，如患者除在床上主动活动外，也可由他人协助在床上做被动运动。根据患者肌张力的改善程度，逐步调整活动内容、时间、形式和幅度，以免长期卧床致失用性肌萎缩。

5. 加强安全防护措施

（1）移去环境中的危险物品，减少意外受伤的可能。

（2）对定向力差及意识障碍者，建立安全保护措施，如加床栏保护、适当约束及加强监护等，以免发生意外。

【健康教育】

1. 高度重视易导致酸碱代谢平衡紊乱的原发疾病和诱因的治疗。

2. 发生呕吐、腹泻、高热者应及时就诊。

二、代谢性碱中毒

代谢性碱中毒是因体内 H+ 丢失或 HCO_3 增多所致。

【临床表现】

症状不明显，发展缓慢。逐渐呈现口周和四肢麻木、抽搐或神经肌肉应激性增强。严重者可表现为意识模糊、谵妄、木僵、昏迷甚至死亡。氧离曲线左移，组织缺氧，特别是脑部血管收缩、脑组织缺氧。

【辅助检查】

1. 动脉血气分析

血气分析 SB>26mmol/L，AB>26mmol/L，BE>3mmol/L。CO_2 分压 >5.99kPa 无呼吸代偿或并发呼吸性酸中毒；CO_2 分压 <4.66kPa 并发呼吸性碱中毒，即混合型呼吸性及代谢性碱中毒。pH>7.45 无呼吸代偿，可并发呼吸性碱中毒；pH 为 7.35~7.45 完全呼吸代偿；pH<7.35 只有原发性呼吸性酸中毒。

2. 血清电解质

可伴血清钾、氯降低。

【治疗原则】

1. 碱中毒的纠正不宜过速，一般不要求完全纠正，关键在于积极治疗原发病，解除病因。

2. 胃液丧失所致的代谢性碱中毒，可输入等渗盐水或葡萄糖盐水，以纠正低氯性碱中毒。

3. 代谢性碱中毒者多伴有低钾血症，在尿量超过 40ml/h 后，给予氯化钾。

4. 严重代谢性碱中毒者（pH>7.65，血浆 HCO_3^- 为 45~50mmol/L），可应用稀释的盐酸溶液或盐酸精氨酸溶液，以尽快排出过多的 HCO_3^-，每 4~6 小时重复监测血气分析及血电解质，根据监测结果调整治疗方案。

【护理评估】

1. 健康史

评估患者的病史，如幽门梗阻伴随持续性呕吐或长期胃液引流，长期使用利尿剂致低钾低氯碱中毒。

2. 身体状况

评估患者有无头晕、躁动、谵妄及昏迷的症状。该患者呼吸浅而慢，可有阵发性呼吸暂停。游离钙减少可出现骨骼肌无力、手足搐搦及腱反射亢进。

3. 心理 – 社会状况

该疾病的患者容易激动、烦躁不安，注意预防沟通障碍，了解患者及其有无恐惧心理及其对治疗和预后的认识程度。

【护理诊断】

1. 低效性呼吸形态

与呼吸困难有关。

2. 活动无耐力

与肌肉无力有关。

3. 有受伤害的危险

与代谢性碱中毒致意识障碍及

手足抽搐有关。

4. 潜在并发症

低钾血症、低钙血症。

【护理措施】

1. 监测血压

定时监测血压，告知血压偏低或不稳定者在改变体位时动作宜慢，以免因直立性低血压或眩晕而跌倒受伤。

2. 遵医嘱用药并加强监测

（1）定期监测患者的生命体征、意识状况、动脉血气分析及血清电解质等。

（2）盐酸溶液经中心静脉滴入，应注意滴速，以免造成溶血等不良反应。

（3）盐酸精氨酸溶液可致高钾血症，故使用时需密切监测心电图和血清钾变化。

（4）遵医嘱正确应用含钙、钾药物。

3. 建立安全的活动模式

为了减少患者受伤的危险，应与患者及家属共同制定活动的时间、量及形式，如患者除在床上主动活动外，也可由他人协助在床上做被动运动。根据患者肌张力的改善程度，逐步调整活动内容、时间、形式和幅度，以免长期卧床致失用性肌萎缩。

4. 加强安全防护措施

（1）移去环境中的危险物品，减少意外受伤的可能。

（2）对定向力差及意识障碍者,建立安全保护措施,如加床栏保护、适当约束及加强监护等,以免发生意外。

【健康教育】

参见"代谢性酸中毒"的相关内容。

三、呼吸性酸中毒

呼吸性酸中毒是指肺泡通气及换气功能减弱，不能充分排出体内生成的 CO_2 以致血液中 $PaCO_2$ 增高引起的高碳酸血症。

【临床表现】

主要表现为缺氧、低氯血症。随着 CO_2 分压不断增高，会呈现 CO_2 对中枢的抑制和使脑血管扩张、颅内压增高的表现：如谵妄、不安、颤抖、头痛、视盘水肿；待 CO_2 分压升高到 10.67kPa 时，则呈现木僵和昏迷。

【辅助检查】

动脉血气分析表示为 CO_2 分压升高，pH 降低。AB 升高，AB 因受 CO_2 分压明显升高的影响，故 AB>SB。慢性呼吸性酸中毒经肾代偿后血浆 HCO_3^- 浓度升高，故 SB 和全血缓冲碱（BB）均增高，BE 值增大。急性呼吸性酸中毒因肾来不及代偿，故 SB、BB 和 BE 值基本正常。

【治疗原则】

积极治疗原发病，改善患者通气，如解除呼吸道梗阻、使用呼吸兴奋剂等，必要时行气管插管或气管切开辅助呼吸。若因呼吸机使用不当致呼吸性酸中毒，应调整呼吸机参数，促使潴留体内的 CO_2 排出并纠正缺氧，一般将吸入氧浓度调节在 60%~70%。酸中毒较重者，适当使用氨丁三醇（THAM），既可增加 HCO_3 浓度，也可降低 $PaCO_2$。

【护理评估】

1. 健康史

评估导致患者产生呼吸性酸中毒的各种致肺换气过度的病因，如外科感染、发热、休克、颅脑疾患、中枢神经系统药物中毒及不适当的使用人工呼吸器等。

2. 身体状况

评估患者是否常有头晕、胸闷、表情淡漠、面色苍白，甚至昏迷的表现。患者换气速率及深度增加，间以叹息样呼吸。由低钙引起的手足搐搦及肌腱反射亢进。

3. 心理 - 社会状况

该疾病由于可影响患者心肺功能，造成患者呼吸困难和乏力，易引起患者焦虑和不安的情绪，评估患者及其家属对疾病知识的掌握和了解程度。

【护理诊断】

1. 低效性呼吸形态

与呼吸中枢受抑制、呼吸道梗阻、呼吸机管理不当有关。

2. 活动无耐力

与乏力、呼吸困难有关。

3. 心输出量降低

与心律失常、低血压有关。

4. 焦虑

与呼吸困难及意识程度降低有关。

5. 潜在性损伤

与意识程度降低有关。

【护理措施】

1. 加强观察

（1）持续监测呼吸频率、深度、呼吸肌运动情况及评估呼吸困难的程度，以便及时处理。

（2）定时监测生命体征、动脉血气分析及血清电解质。

（3）使用氨丁三醇时，若剂量过大、注射过快可抑制呼吸，同时因生成碳酸氢盐，经肾排出可加重肾脏负担，应加强观察。

2. 改善患者通气状况

（1）解除呼吸道梗阻、调节呼吸机参数、协助医师行气管插管或气管切开。

（2）低流量吸氧。高浓度吸氧可减弱呼吸中枢对缺氧的敏感性，从而抑制呼吸；长期提供高浓度氧可出现呼吸性碱中毒。

【健康教育】

参见"代谢性酸中毒"的相关内容。

四、呼吸性碱中毒

呼吸性碱中毒是指由于肺泡通气过度，体内 CO_2 排出过多致 $PaCO_2$ 降低而引起的低碳酸血症。

【临床表现】

临床表现有四肢无力、手足痉挛、Chvostek 征阳性。急性过度通气伴有呼吸性碱中毒，也可能是细菌性败血症的一个早期征象。

【辅助检查】

动脉血气分析表现为 pH 升高，代偿后可正常；CO_2 分压降低；氧分压降低；HCO_3^- 浓度代偿性降低，一般不致低于 15mmol/L。

【治疗原则】

1. 积极治疗原发病的同时对症治疗。

2. 慢性呼吸性碱中毒不需治疗。

3. 对急性呼吸衰竭患者，应积极处理原发疾病，可用纸袋罩住口鼻呼吸，增加呼吸道无效腔，减少 CO_2 的呼出和丧失；或让患者吸入含 5%CO_2 的氧气，从而增加血液 $PaCO_2$。

4. 呼吸机管理不当致通气过度者，应调整呼吸机参数；精神性通气过度者，可用镇静剂。

5. 必要时静脉注射葡萄糖酸钙。

【护理评估】

1. 健康史

评估各种影响呼吸功能、引起肺通气不足的病因，如颈部血肿压迫，呼吸道异物，阻塞性肺部疾病，胸部创伤或手术，有机磷中毒等。

2. 身体状况

评估患者是否有全身乏力、嗜睡、气促、发绀、头痛、胸闷、呼吸困难的症状。严重患者可有精神、神志改变，血压下降，甚至昏迷。

3. 心理 – 社会状况

焦虑、恐惧、过度紧张可导致呼吸性碱中毒、神经肌肉的应激性增加等症状，又可加重其精神紧张如控制无效可形成恶性循环。评估患者及其家属有无焦虑、恐惧的心理及其对该疾病的知识掌握及了解程度。

【护理诊断】

1. 焦虑

与感觉异常，肌肉震颤有关。

2. 低效型呼吸形态

与呼吸过快过深有关。

3. 有受伤的可能

与中枢神经系统功能异常及神经肌肉应激增加有关。

【护理措施】

1. 维持正常的气体交换形态

（1）遵医嘱积极控制原发病，以消除导致呼吸性碱中毒的危险因素。

（2）定时监测并记录患者的生命体征、出入量、意识状态、动脉血气分析结果等。

（3）指导患者深呼吸、放慢呼吸频率，教会患者使用纸袋呼吸的方法。

2. 监测血压

定时监测血压，告知血压偏低或不稳定者在改变体位时动作宜慢，以免因直立性低血压或眩晕而跌倒受伤。

3. 建立安全的活动模式

为了减少患者受伤的危险，应与患者及家属共同制定活动的时间、量及形式，如患者除在床上主动活动外，也可由他人协助在床上作被动运动。根据患者肌张力的改善程度，逐步调整活动内容、时间、形式和幅度，以免长期卧床致失用性肌萎缩。

4. 加强安全防护措施

（1）移去环境中的危险物品，减少意外受伤的可能。

（2）对定向力差及意识障碍者，建立安全保护措施，如加床栏保护、适当约束及加强监护等，以免发生意外。

【健康教育】

参见"代谢性酸中毒"的相关内容。

第二章　外科休克患者的护理

第一节　低血容量性休克

一、失血性休克

失血性休克是指各种原因致机体大量血液迅速流失于血管之外，引起循环血量减少而导致的有效循环血量与心排血量减少、组织灌注不足、细胞代谢紊乱和功能受损的病理生理过程。通常在失血超过总血量20%时，即发生休克。

失血性休克常见于严重外伤、大手术、消化性溃疡、食管曲张静脉破裂、妇产科疾病等所引起的出血。严重的体液丢失，如大面积烧伤、肠梗阻、剧烈吐泻等引起大量血浆或体液的丢失，导致有效循环血量的急剧减少，也可引发休克。

【临床表现】

1. 休克代偿期

表现为精神紧张或烦躁不安、皮肤和口唇苍白、手足湿冷、心率加快、脉压减小、呼吸浅快、尿量减少。

2. 休克抑制期

表现为神志淡漠、皮肤苍白、口唇及肢端发绀、四肢厥冷、脉搏细数、血压进行性下降、皮下浅表静脉萎陷、毛细血管充盈时间延长、尿量减少。

3. 休克末期

表现为意识模糊或昏迷，皮肤、结膜明显苍白发绀，四肢厥冷，脉搏触不清，血压测不到，浅表静脉严重萎陷，毛细血管充盈非常迟缓，少尿或无尿，常伴有反复出现的心律失常和重度代谢性酸中毒。

【临床分级】

根据机体的失血量，失血性休克可分为四级。

1. Ⅰ级

失血0~15%。无并发症，仅轻度心率加快；无血压、脉压及呼吸变化。

2. Ⅱ级

失血15%~30%。表现为心率加快（>100次/分）、呼吸加速、脉压下降、皮肤湿冷、毛细血管充盈延迟、轻度焦虑。

3. Ⅲ级

失血30%~40%。明显呼吸急促、心率加快、收缩压下降、少尿、明显意识改变。

4. Ⅳ级

失血>40%。明显心率加快、收缩压下降、脉压很小（或测不到舒张压）、少尿或无尿、意识状态受抑（或意识丧失）、皮肤苍白或湿冷。

【辅助检查】

1. 血压

早期收缩压可以正常或有所升高，但脉压减小，进入休克抑制期后血压进行性下降，收缩压多 <90mmHg，脉压缩小。

2. 中心静脉压

下降，常低于 $5cmH_2O$。

3. 尿量

减少，少于 30ml/h。

4. 动脉血氧饱和度（SaO_2）降低。

5. 容量

复苏后血红蛋白降低，血细胞比容 <30%。而失液性休克补液后血红蛋白和血细胞比容无此变化。

【治疗原则】

1. 一般处理

（1）采用平卧位或头和躯干抬高 20° ~30° ，下肢抬高 15° ~20° 的体位。

（2）保持呼吸道通畅，吸氧。

（3）保持患者安静，保暖。

2. 迅速止血

（1）迅速控制明显的外出血。

（2）对肝、脾破裂及大血管损伤所致的内出血应尽快手术止血。

（3）对消化道大出血针对病因采取紧急止血措施。

3. 迅速建立静脉通道，积极扩充血容量

（1）根据临床表现和监测结果估计不同程度休克时有效循环血量的丧失量，参考表 2-1。

（2）休克的扩容总量应大于所估计的有效循环血量的丧失量。

（3）扩容开始时输入速度应该较快，最初半小时内，对轻中度休克者应给予 1000~1500ml，重度休克者给予 2000~2500ml，以后根据患者情况和血压、中心静脉压及尿量等监测结果判断扩容效果并调整输入速度，参考表 2-2。

（4）扩容以胶体为主，紧急时也可先用高渗盐水（7.5% 或 3% 氯化钠注射液）暂时替代，估计失血量 >200/0 则应输红细胞或全血。

表 2-1　脉搏血压变化与失血量的临床估计

类型	脉搏	血压	估计失血量（成人）
轻度休克	<100 次 / 分，有力	收缩压正常或下降，脉压缩小	<20%（<800ml）
中度休克	100~120 次 / 分	收缩压 70~90mmHg，脉压缩小	20%~40%（800~1600ml）
重度休克	脉搏细数或触不清	收缩压 <70mmHg 或测不到	>40%（>1600ml）

表 2-2 CVP、血压变化与血容量的关系及处理原则

CVP	BP	原因	处理原则
低	低	血容量严重不足	积极扩容，充分补液
低	正常	血容量不足	适当扩容补液
高	低	血容量相对过多或心功能不全	强心、纠酸、利尿、扩血管
高	正常	容量血管过度收缩	扩血管，限制输液速度
正常	低	血容量不足或心功能不全	进行补液试验*

*补液试验：生理盐水 250ml 在 5~10 分钟内快速静脉输入，如果血压上升而中心静脉压不变，则提示血容量不足；如果血压不变而中心静脉压上升了 3~5cmH$_2$O，则提示心功能不全。

4. 建立有效的监测措施

（1）基本监测神志、脉率、呼吸频率、血压、中心静脉压、尿量。

（2）有条件时还应监测心输出量（CO）、心指数（CI）、心率（HR）、平均动脉压（MAP）、血氧饱和度（SaO$_2$）、周围血管阻力（SVR）、肺动脉压（PAP）和肺动脉楔压（PAWP）等。

（3）对于重度休克的患者还应监测心电图、血气分析、X 线胸片、血液生化检查，以及血小板和凝血系统功能。

5. 纠正电解质和酸碱失衡

由于酸性环境有利于氧与血红蛋白解离，增加组织氧供，有助于休克复苏，因此，不是很严重的酸性环境无须积极纠正，且在机体获得充足血容量和微循环改善后，轻度酸中毒即可缓解。但重度休克在经扩容治疗后仍有严重的代谢性酸中毒者，需用碱性药物，常用 5% 碳酸氢钠。

6. 药物治疗

根据具体情况选择应用血管活性药物和强心药物。

【护理评估】

1. 健康史

了解引起休克的各种原因，如有无腹痛和发热；有无因严重烧伤、损伤或感染引起的大量失血和失液；患者受伤或发病后的救治情况。

2. 身体状况

（1）意识和表情：意识是反映休克的敏感指标。若患者呈兴奋、烦躁不安，或表情淡漠、意识模糊、反应迟钝，甚至昏迷，常提示存在不同程度的休克。

（2）生命体征：①血压：是最常用的监测指标，收缩压 <90mmHg、脉压 <20mmHg，提示休克；②脉搏：休克早期脉率增快，且出现在血压下降之前，因而是休克的早期诊断指标；休克加重时脉细弱。临床常根据脉率/收缩压（mmHg）计算休克指数；正常值约为 0.58；≥ 1.0 提示休克；>2.0 提示严重休克，估计失血量 >50%；③呼吸：呼吸急促、变浅、不规则，提示病情恶化；呼吸增至 30 次/分以上或 8 次/分以下，提示病情危重；④体温：多数休克患者体温偏低，但感染性休克患者可有高热。若体温突升至 40℃ 以上或骤降至 36℃ 以下，提示病情危重。

（3）外周循环状况：皮肤和口唇黏膜苍白、发绀、呈花斑状，四肢湿冷，提示休克。但感染性休克患者可表现为皮肤干燥潮红、手足温暖。

（4）尿量：可反映肾灌流情况，也是反映组织灌流情况最佳的定量指标。尿少通常是休克早期的表现；若患者尿量 <25ml/h，尿比重增加，提示肾血管收缩或血容量不足；若血压正常

而尿少、比重低，提示急性肾衰竭。

（5）局部状况：了解患者有无骨骼、肌肉和皮肤、软组织损伤；有无局部出血及出血量；腹部损伤者有无腹膜刺激征和移动性浊音；后穹隆穿刺有无不凝血液。

3. 心理－社会状况

了解患者及家属有无紧张、焦虑或恐惧、心理承受能力及对治疗和预后的认识程度，了解引起其不良情绪反应的原因。

【护理诊断】

1. 体液不足

与大量失血、失液有关。

2. 气体交换受损

与微循环障碍、缺氧和呼吸形态改变有关。

3. 体温异常

与感染、组织灌注不良有关。

4. 有感染的危险

与免疫力降低、侵入性治疗有关。

5. 有受伤害的危险

与微循环障碍、烦躁不安、意识不清等有关。

【护理措施】

1. 补液护理

是纠正失血性休克的重要保证。补液的种类、量和速度是纠正休克的关键。应迅速建立两条以上静脉通路，快速补充平衡盐溶液，改善组织灌注。但目前认为对于存在活动性出血的患者，补液过多会稀释血液，影响机体内环境，破坏凝血机制，导致新形成的凝血块脱落，不利于止血。因此，出血未控制时，仅需将平均动脉压维持在 50~60mmHg 即可。

2. 观察病情变化

定时监测脉搏、呼吸、血压及 CVP 变化，观察患者的意识、面唇色泽、肢端皮肤颜色及温度。患者意识变化可反映脑组织灌流情况，皮肤色泽、温度可反映体表灌注情况。若患者从烦躁转为平静、淡漠迟钝转为对答自如、口唇红润、肢体转暖，提示休克好转。

3. 维持正常体温

（1）监测体温：每 4 小时 1 次，密切观察其变化。

（2）保暖：采用加盖棉被、毛毯和调节室温等措施进行保暖。切忌用热水袋、电热毯等方法提升患者体表温度，以免烫伤、皮肤血流扩张增加局部组织耗氧量而加重组织缺氧，引起重要内脏器官血流灌注进一步减少。

（3）降温：高热患者予以物理降温，必要时遵医嘱用药物降温。此外，注意病室内定时通风以调节室内湿度；及时更换被汗液浸湿的衣、被等，做好患者的皮肤护理，保持床单清洁、干燥。

（4）库存血的复温：失血性休克患者常需快速大量输血，但若输入低温保存的库存血易使其体温降低。故输血前（尤其冬季）应将库存血置于常温下复温后再输入。

4. 准确记录出入量

输液时，尤其在抢救过程中，应有专人准确记录输入液体的种类、数量、时间、速度等，并详细记录 24 小时出入量以作为后续治疗的依据。

5. 动态监测尿量与尿比重

留置尿管并测定每小时尿量和尿比重。若患者尿量 >30ml/h，提示休克好转。

6. 改善组织灌注，促进气体正常交换

（1）取休克体位：休克体位有利于膈肌下移，促进肺扩张；增加肢体回心血量，改善重要器官血供。

（2）使用抗休克裤：抗休克裤充气后能在腹部和腿部加压，通过局部压迫作用不仅可以控制腹部和下肢出血；还可以促进血液回流，改善重要器官供血。休克纠正后，为避免气囊放气过快引起低血压，应由腹部开始缓慢放气，每 15 分钟量血压 1 次，若发现血压下降超过 5mmHg，应停止放气并重新注气。

（3）维持有效的气体交换

1）改善缺氧：经鼻导管给氧，氧浓度为 40%~50%，氧流量为 6~8L/min，以提高肺静脉血氧浓度。严重呼吸困难者，协助医师行气管插管或气管切开，尽早用呼吸机辅助呼吸。

2）监测呼吸功能：密切观察患者的呼吸频率、节律、深浅度及面唇色泽变化，动态监测动脉血气，了解缺氧程度及呼吸功能。若患者出现进行性呼吸困难、发绀、氧分压 <60mmHg（8kPa），吸氧后无改善，则提示出现呼吸衰竭或 ARDS，应立即报告医师，积极做好抢救准备并协助抢救。

3）维持呼吸道通畅：神志淡漠或昏迷患者，头偏向一侧或置入通气管，以防舌后坠或呕吐物、气道分泌物等引起误吸。在病情允许的情况下，鼓励患者定时做深呼吸，协助叩背并鼓励有效咳嗽、排痰；气管插管或气管切开者及时吸痰；定时观察患者呼吸音变化，若发现肺部湿啰音或喉头痰鸣者，及时清除呼吸道分泌物，保持呼吸道通畅。协助患者定时做双上肢运动，促进肺扩张，改善缺氧状况。

7. 用药护理

（1）浓度和速度：使用血管活性药物应从低浓度、慢速度开始，并用心电监护仪每 5~10 分钟测 1 次血压，血压平稳后每 15~30 分钟测 1 次。根据血压调整药物浓度和泵注速度，以防血压骤升或骤降。

（2）严防药液外渗：若发现注射部位红肿、疼痛，应立即更换注射部位，并用 0.25% 普鲁卡因行局部封闭，以免皮下组织坏死。

（3）停药护理：血压平稳后，应逐渐降低药物浓度、减慢速度后撤除，以防突然停药引起不良反应。

（4）其他：有心功能不全的患者，遵医嘱给予毛花苷丙等增强心肌功能的药物。用药过程中，注意观察患者心率、心律及药物副作用。

8. 观察和防治感染

休克时机体处于应激状态，免疫功能下降，抵抗力减弱，容易继发感染。预防感染的措施：①严格按照无菌技术原则执行各项护理操作。②避免误吸所致肺部感染；必要时遵医嘱每日 3 次超声雾化吸入，以利痰液稀释和排出。③加强留置尿管的护理，预防泌尿系统感染。④有创面或伤口者，注意观察，及时更换敷料，保持创面或伤口清洁干燥。⑤遵医嘱合理应用抗生素。

9. 预防皮肤受损和意外受伤

①预防压疮：病情许可时，协助患者每 2 小时翻身、叩背 1 次，按摩受压部位皮肤以预防压疮。②适当约束：对于烦躁或神志不清的患者，应加床旁护栏以防坠床；输液肢体宜用夹板固定；必要时，四肢以约束带固定，避免患者将输液管道或引流管等拔出。

【健康教育】

1.疾病预防

指导患者及家属加强自我保护，避免损伤或意外伤害。

2.疾病知识

向患者及家属讲解各项治疗护理的必要性及疾病的转归过程；讲解意外损伤后的初步处理和自救知识。

3.疾病康复

指导患者康复期应加强营养。若发生高热或感染应及时就诊。

二、创伤性休克

创伤性休克是由于严重的外伤或大手术造成血液或血浆丧失，并且由于胸部创伤的直接作用、血管活性物质的释放和神经内分泌系统的反应进一步影响了心血管系统造成的休克。常见原因有：胸腹联合损伤、复杂性骨折、挤压伤、大面积撕裂伤等。

【临床特点】

1.全血或血浆的丢失可加重损伤部位的内出血、渗出、水肿而致血容量减少。

2.严重创伤容易感染，细菌及内毒素可加重休克。

3.损伤组织坏死、分解可产生具有血管抑制作用的组胺、蛋白分解酶等炎性因子。

4.多器官功能障碍综合征发生率较单纯低血容量性休克高。

【辅助检查】

1.实验室检查

由于创伤性休克患者出现 DIC 的时间较早，应该加强此方面的监测；其他方面的实验室检查与失血性休克相同。

2.影像学检查

有助于提供创伤和致伤机制的信息，有条件者应该尽可能完善此方面检查。

【治疗原则】

1.恢复并保持呼吸道的通畅，提供足够的肺换气条件

2.补充有效循环血量和调整心血管系统的功能

（1）迅速清除呼吸道内的异物和分泌物。

（2）吸氧。

（3）积极处理胸部创伤，如堵塞开放性气胸的胸壁伤口，发生张力性气胸时应用胸腔穿刺或闭式引流降低胸腔内压力。

（4）必要时进行气管内插管或气管切开。

（5）根据条件和具体情况进行呼吸机辅助呼吸。

（1）根据临床表现和监测结果估计不同程度休克时有效循环血量的丧失量。

（2）扩容首先采用电解质溶液，予以全血或浓缩红细胞。

（3）在发生多发性创伤、大面积挤压伤和严重的开放性创伤时，扩容总量应超过估计丧失量的 1 倍以上。

（4）当输入量达到估计丧失量的 1.5 倍时，如果血压仍不回升，应根据具体情况和监测结果选择应用血管活性药物。

3.原发性创伤处理

积极处理引发休克的原发创伤。

4. 手术治疗

需手术治疗者，尽量在血压回升或稳定后进行。

5. 预防和治疗护理

（1）预防和治疗电解质和酸碱平衡失调。

（2）预防和治疗感染：①常规应用抗生素，并根据细菌培养和药敏结果进行调整。②必要时可以使用免疫制剂。③充分引流伤口。

（3）预防和治疗可能并发的多器官功能障碍综合征。

【护理评估】

参见"失血性休克"的相关内容。

【护理诊断】

参见"失血性休克"的相关内容。

【护理措施】

1. 心理支持

由于创伤性休克发病突然，患者缺乏心理准备，大多处于极度恐慌、不安的状态，甚至可能出现情绪休克。因此，在救护过程中，应理解并鼓励患者表达情绪，以通俗简练、亲切和蔼的语言鼓励及支持患者，并保持沉着冷静，有条不紊地组织抢救工作，树立患者的信心。

2. 妥善固定

现场急救中简单而有效地固定骨折部位是为了缓解疼痛，避免血管、神经的进一步损伤。不必强行将开放性骨折的断端复位，以免污染。

3. 镇痛护理

创伤后剧烈疼痛是患者的主要症状之一，可加重休克，应及时予以镇痛。休克患者的外周循环较差，肌内注射镇痛药的效果不理想，因此，可考虑经静脉注射。若患者存在呼吸障碍，则禁用吗啡。

4. 监测血糖

创伤性休克后部分患者因胰岛素抵抗而表现出高血糖症，从而导致严重的感染、多发性神经损伤、MODS，甚至死亡。因此，应严密监测患者血糖变化，遵医嘱及时予以胰岛素治疗。其余护理措施参见"失血性休克"的相关内容。

【健康教育】

参见"失血性休克"的相关内容。

第二节 感染性休克

感染性休克主要是由于细菌及毒素作用引起，常见于严重胆道感染、急性化脓性腹膜炎、泌尿系统感染等。其主要致病菌是革兰阴性菌。根据血流动力学的改变可分为低动力型（低排高阻型）和高动力型（高排低阻型）。

【临床表现】

除原发疾病的临床表现外，多数患者有交感神经兴奋症状：神志尚清、烦躁、焦虑、神情紧张，面色和皮肤苍白，口唇和甲床轻度发绀，肢端湿冷；可有恶心、呕吐；心率加快，呼吸深而快，血压尚正常或偏低、脉压小；尿量减少。

随着休克发展，患者出现意识不清甚至昏迷、呼吸浅促、心音低钝、脉搏细数、表浅静脉萎陷；血压下降，收缩压降低至 10.6kPa（80mmHg）以下；原有高血压者，血压较基础水平降低 20%~30%，脉压小；皮肤发花；尿量更少，甚至无尿。

休克晚期可出现 DIC 和 MODS。

【辅助检查】

1. 血常规检查

白细胞计数大多增高，为（15~30）×10⁹/L，中性粒细胞增多，伴核左移现象。血细胞比容和血红蛋白增高为血液浓缩的标志。并发 DIC 时，血小板进行性减少。

2. 病原学检查

①抗菌药物治疗前，常规进行血（其他体液、渗出物）和脓液培养（包括厌氧菌和真菌）；分离得致病菌后，做药敏试验。②鲎溶解物试验（LLT）有助于内毒素的检测。③其他：血乳酸含量测定，有助于微循环障碍和预后情况的判定。其他同于一般休克检查。

3. 影像学检查

有助于发现原发病灶和腔隙感染。

【治疗原则】

1. 控制感染

（1）早期应用广谱抗生素，而后根据细菌培养和药敏结果进行调整。

（2）及早处理原发感染病灶，彻底清除病变坏死的组织，充分引流。

（3）必要时可以应用免疫制剂以帮助恢复和维持免疫功能。

2. 扩充血容量

（1）以输入平衡盐溶液为主，配合以适量的胶体液、血浆或全血。

（2）根据病因和休克程度决定扩容总量。

（3）应根据具体情况及血压、中心静脉压和尿量等监测结果调整失液的量和速度。

3. 应用血管活性药物

在补足血容量、纠正酸中毒的基础上，通常需要使用一种或多种短效的拟肾上腺类药物如去甲肾上腺素、多巴胺和多巴酚丁胺等。经研究表明，去甲肾上腺素联合多巴酚丁胺在改善全身氧输送的同时还能纠正组织缺氧，对于感染性休克的疗效较佳。山莨菪碱或东莨菪碱、阿托品等对感染性休克的微循环改善更为安全有效。山莨菪碱，0.01~0.03mg/kg，每 10~30 分钟静注一次直至病情好转，一般 6~8 次。多巴胺或多巴酚丁胺 20~40mg 加入输液 250ml 中静脉滴注，能增加心排血量及降低外周阻力。若心功能有损害者可用毛花苷 C 治疗。

4. 纠正代谢性酸中毒

感染性休克中，代谢性酸中毒发生早而重，可在补充血容量的同时，从另一途径输注 5% 碳酸氢钠溶液 200ml，以后再根据血气分析结果补充。

5. 肾上腺皮质激素的应用

临床上多主张糖皮质激素大剂量短期使用，如地塞米松 1~3mg/kg，加入 5% 葡萄糖溶液中静脉滴注，一次滴完。一般只用 1~2 次。

【护理评估】

参见"失血性休克"的相关内容。

【护理诊断】

参见"失血性休克"的相关内容。

【护理措施】

1. 标本采集

已知局部感染灶者，采集局部分泌物或采用穿刺抽脓等方法进行细菌培养；全身脓毒血症者，在患者寒战、高热发作时采集血培养标本，以提高检出率。

2. 给氧

氧疗是感染性休克患者的重要措施，可减轻酸中毒，改善组织缺氧。应注意监测患者的血氧饱和度、末梢血液循环情况等，维持血氧饱和度≥92%。

其余护理措施参见"失血性休克"的相关内容。

【健康教育】

参见"失血性休克"的相关内容。

第三章　麻醉患者的护理

第一节　麻醉前

麻醉是指用药物或其他方法使患者的整体或局部暂时失去感觉，以达到无痛的目的，为手术治疗或其他医疗检查治疗提供条件。根据麻醉作用部位和所用药物的不同，麻醉分为以下几类：

（1）全身麻醉：简称全麻，指麻醉药经呼吸道吸入或静脉注射、肌内注射，产生中枢神经系统抑制，使患者意识消失而周身不感到疼痛。它包括吸入麻醉和静脉麻醉。

（2）局部麻醉：简称局麻，指将局麻药应用于身体局部，使身体某一部位的感觉神经传导功能暂时阻断，运动神经传导保持完好或有不同程度被阻滞，患者局部无痛而神志清醒。它包括表面麻醉、局部浸润麻醉、区域阻滞麻醉、神经及神经丛阻滞麻醉。

（3）椎管内麻醉：是将局部麻醉药物注入椎管内的某一腔隙，使部分脊神经的传导功能发生可逆性阻滞的麻醉方法。它包括蛛网膜下隙阻滞、硬脊膜外阻滞，其中硬脊膜外阻滞包括骶管阻滞。

（4）复合麻醉：是合并或配合使用不同药物或（和）方法施行麻醉的方法。它包括静吸复合麻醉、全麻与非全麻复合麻醉等。

（5）基础麻醉：是麻醉前使患者进入类似睡眠状态，以利于其后麻醉处理的方法。

【护理评估】

1. 健康史

（1）个人史：如特殊嗜好和药物成瘾史等。

（2）既往史：如有无中枢神经系统、心血管和呼吸系统等病史，有无静脉炎；评估有无颞下颌关节活动受限、下颌畸形或颈椎病等。若有高血压或甲状腺功能亢进症史，是否已得到有效控制。

（3）既往手术、麻醉史：手术类型、术中及术后情况、麻醉方法、麻醉药种类等。

（4）用药史：药名、剂量、方法、时间及用药后不良反应；有无麻醉药物或其他药物过敏史等。

（5）家族史：家族成员中有无过敏性疾病及其他疾病史。

2. 身体状况

（1）评估患者局部有无牙齿缺少或松动、是否有义齿。

（2）评估患者是否有意识和精神状态、生命体征的改变；有无营养不良、发热、脱水及体重降低的变化；有无皮肤、黏膜出血及水肿等征象。

3. 心理 – 社会状况

评估患者及家属对麻醉方式、麻醉前准备、麻醉中护理配合和麻醉后康复知识的了解和认识程度。了解患者是否存在焦虑或恐惧等不良情绪反应，了解其所担心的问题、家庭和单位对患者的身心支持程度等。

【护理诊断】

1. 焦虑与恐惧

与对手术室环境陌生，担心麻醉安全性和手术等有关。

2. 知识缺乏

缺乏有关麻醉前、麻醉后须注意和配合的知识。

3. 潜在并发症

特别要注意的是，呼吸道不受误切和呕吐的威胁。手术麻醉前，8~12 小时内禁食，4~6 小时内禁饮。

【护理措施】

1. 缓解焦虑和恐惧予以适当的心理护理

向患者及家属介绍麻醉师情况、麻醉方法、术中可能出现的意外、急救准备情况，术中可能出现麻醉的不适感及麻醉后常见并发症的原因、身心状况和预防，护理措施和配合方法等；针对其顾虑的问题作耐心解释。

2. 告知患者有关麻醉须知和配合方面的知识

（1）告知和签署麻醉同意书：术前，麻醉师应向患者和家属说明麻醉的方式、麻醉中和麻醉后可能出现的危险，征求其同意并签署麻醉同意书后方能实施麻醉。

（2）麻醉前用药：在术前 30 分钟给患者应用。

【健康教育】

1. 麻醉前向患者解释麻醉方法和手术进程，讲述麻醉操作的配合要点及麻醉后注意事项。

2. 提前 1~3 天访视患者，解答患者对麻醉的疑问，消除患者焦虑、紧张、害怕的心理。

第二节　全身麻醉

全身麻醉是目前临床上最常用的麻醉方法。全麻患者表现为神志消失，全身的痛觉丧失、遗忘、反射抑制和一定程度的肌肉松弛。它能满足全身各部位手术需要，较之局部和椎管阻滞麻醉，患者更舒适、安全。

【分类及常用麻醉药】

1. 吸入麻醉药

（1）一氧化二氮

弱麻醉药，常与其他全麻药物复合应用于麻醉的维持；对呼吸有轻度抑制作用，可使潮气量降低、呼吸频率加快。

（2）恩氟烷

麻醉效能较强，诱导速度较快，用于麻醉诱导和维持。对中枢神经系统和心肌收缩力有抑制作用，对外周血管有轻度舒张作用，可引起血压下降和反射性心率加快；对呼吸的抑制作用较强；可引起痉挛性 EEG（脑电图）变化，有癫痫病史者应慎用。

（3）异氟烷

麻醉效能强，用于麻醉诱导和维持。易引起呛咳和屏气，常在静脉诱导后予以异氟烷吸入以维持麻醉。停药后苏醒较快。

（4）七氟烷

麻醉效能较强，用于麻醉诱导和维持。对中枢神经系统有抑制作用，对脑血管有舒张作用，可导致颅内压升高。对呼吸的抑制作用较强，对呼吸道无刺激性。麻醉苏醒迅速，苏醒过程平稳。

（5）地氟烷

麻醉效果较弱，用于麻醉诱导和维持。对呼吸道有轻度刺激作用，高浓度可引起呛咳、屏气和呼吸道分泌物增多，甚至喉痉挛。麻醉诱导和苏醒均非常迅速。

（6）氟烷

麻醉作用强，能直接抑制心肌和阻滞交感神经节；有较强的扩张血管作用；主要不良反应有血压降低、心率减慢、心律失常及肝功能损害等；以阿托品作为麻醉前用药，禁与肾上腺素配伍用，禁用于肝功能异常者，适用于冠心病患者的麻醉。

2. 静脉麻醉

（1）硫喷妥钠

超短效的巴比妥类静脉全麻药。小剂量注射即有镇静催眠作用，主要用于全麻诱导、短小手术麻醉、控制惊厥和小儿基础麻醉。禁用于哮喘、心、肺功能障碍及严重低血压患者。

（2）氯胺酮

强镇痛静脉麻醉药。主要用于全麻诱导和小儿基础麻醉。主要不良反应有一过性呼吸暂停、幻觉、噩梦及精神症状，眼压和颅内压增高。癫痫、颅内压增高及缺血性心脏病患者应慎用。

（3）丙泊酚

超短效静脉麻醉药，具有镇静、催眠和轻微镇痛作用。主要用于全麻静脉诱导与麻醉维持、门诊小手术和检查的麻醉及阻滞麻醉辅助药。老年人和术前循环功能不全者应减量。

3. 肌肉松弛药

简称肌松药，能阻断神经—肌肉传导功能而使肌肉松弛，无镇静、镇痛作用，是全麻时重要的辅助用药，分为两类。

（1）去极化肌松药

以琥珀胆碱为代表，起效快，肌肉松弛完全且短暂。临床主要用于全麻时气管内插管。不良反应有眼内压升高、颅内压升高、高血钾、心律失常等。

（2）非去极化肌松药

常用药物有泮库溴铵（潘可罗宁）、维库溴铵（万可罗宁）、阿曲库铵（卡肌宁）等。临床用于全麻诱导插管和术中维持肌肉松弛。重症肌无力者禁用，有哮喘史及过敏体质者慎用。

4. 麻醉性镇痛药

（1）安定类

具有镇静、催眠、抗焦虑及抗惊厥作用。用于静脉麻醉用药和麻醉辅助药，麻醉诱导。

（2）异丙嗪

具有良好的镇静和抗组胺作用，常与哌替啶合用，为麻醉前用药和麻醉辅助药。

（3）哌替啶

具有镇痛、催眠和解除平滑肌痉挛的作用。常作为麻醉前用药，可与异丙嗪等合用作为麻醉辅助用药。

（4）吗啡

为麻醉性镇痛剂，具有良好的镇静和镇痛作用，常作为麻醉前用药和麻醉辅助药，也可与催眠药和肌松药配伍进行全静脉麻醉。

（5）芬太尼

为人工合成的强镇痛药，作用强度为吗啡的75~125倍。大剂量用药后可出现呼吸抑制。常用于心血管手术者的麻醉。

【护理评估】

1.麻醉前和麻醉中评估

（1）健康史

①一般资料：如年龄、性别、职业等；有无烟、酒等嗜好及药物成瘾史；②既往史：既往手术、麻醉史；近期有无呼吸道或肺部感染；有无影响完成气管内插管的因素，如颌关节活动受限、下颌畸形或颈椎病等；有无中枢神经系统、心血管和呼吸系统等病史；③用药史：目前用药情况及不良反应；有无过敏史；④其他：如婚育史、家族史等。

（2）身体状况

①局部：有无牙齿缺少或松动、是否有义齿；②全身：包括意识和精神状态、生命体征；有无营养不良、发热、脱水及体重减轻；有无皮肤、黏膜出血及水肿等征象。

（3）心理－社会状况

评估患者及家属对麻醉方式、麻醉前准备、麻醉中护理配合和麻醉后康复知识的了解程度；患者及家属是否存在焦虑或恐惧等不良情绪；患者及家属担心的问题，家庭和单位对患者的支持程度等。

2.麻醉后评估

（1）术中情况

评估麻醉方式、麻醉药种类和用量；评估术中失血量、输血量和补液量；评估术中有无局麻药的全身中毒反应或呼吸心脏骤停等异常情况发生。

（2）术后情况

①身体状况：患者的意识状态、血压、心率和体温；心电图及血氧饱和度是否正常；基本生理反射是否存在；感觉是否恢复；有无麻醉后并发症征象等。

②心理－社会状况：患者对麻醉和术后不适（如恶心、呕吐、切口疼痛等）的认识，术后不适的情绪反应，其家庭和单位对患者的支持程度等。

【护理诊断】

1.焦虑和恐惧

与对手术室环境陌生、担心麻醉安全性和手术等有关。

2.知识缺乏

缺乏有关麻醉前和麻醉后须注意和配合的知识。

3.疼痛

与手术、创伤和麻醉药物作用消失有关。

4.有受伤害的危险

与患者麻醉后未完全清醒或感觉未完全恢复有关。

5.潜在并发症

恶心呕吐、窒息、麻醉药过敏、麻醉意外、呼吸道梗阻、低氧血症、低血压、高血压、心律失常、心脏骤停、坠积性肺炎等。

【护理措施】

1. 防止意外伤害的护理

患者苏醒过程中常出现躁动不安或幻觉等，容易发生意外伤害。应注意适当防护，必要时加以约束，防止患者发生坠床、碰撞及不自觉地拔出输液或引流管等意外伤害。

2. 缓解疼痛的护理

（1）传统方法

护士按医嘱在患者需要时给予解热镇痛剂或肌注阿片类镇痛剂，如吗啡或哌替啶等。

（2）患者自控镇痛（PCA）

1）观察并记录镇痛效果：注意观察并记录应用镇痛药物后的效果，为有效调整镇痛方案和镇痛效果提供依据。

2）提供相关知识：①告知患者及家属镇痛药物的使用时间及剂量要求、镇痛泵应用及自我管理方法，教会其正确使用并保护镇痛装置。②告知患者翻身、活动时避免管道折叠、扭曲；妥善固定，防止脱管。

3）异常情况的观察和处理：若镇痛效果不佳或需要调整镇痛剂剂量，应及时与麻醉师联系；若遇脱管、断管等异常情况，应立即停用镇痛泵，同时请麻醉师会诊处理。

（3）并发症的观察、处理和护理

阿片类，尤其吗啡有抑制呼吸的作用；对应用此类药物的患者，应加强对生命体征的监测，尤其呼吸的频率和深度以及 SpO_2 的监测，警惕患者呼吸频率变慢。一旦出现呼吸抑制、心脏骤停等紧急情况，应立即报告医师，并积极配合抢救，同时请麻醉科医师会诊参与抢救。

3. 心理护理

为了缓解焦虑和恐惧心理，应向患者及家属介绍麻醉师情况、麻醉方法、术中可能出现的意外、急救准备情况，术中可能出现麻醉的不适感及麻醉后常见并发症的原因、身心状况和预防、护理措施和配合方法等；针对其顾虑的问题作耐心解释。

4. 告知患者有关麻醉须知和配合方面的知识

（1）告知和签署麻醉同意书

术前，麻醉师应向患者和家属说明麻醉的方式、麻醉中和麻醉后可能出现的危险，征求其同意并签署麻醉同意书后方能实施麻醉。

（2）麻醉前用药

在术前 30 分钟给患者应用。

5. 并发症的观察与处理

（1）恶心、呕吐

向患者及家属解释麻醉、手术后出现恶心和呕吐的原因，嘱患者放松情绪、深呼吸，以减轻紧张感。对呕吐频繁者，除保持胃肠减压通畅、及时吸除胃内潴留物外，必要时按医嘱予以格雷司琼（$5-HT_3$ 受体阻断剂）经静脉或肌内注射，多能缓解。

（2）窒息

①完善术前胃肠道准备：成人择期手术前常规禁食 12 小时、禁饮 4 小时；小儿择期手术前常规禁食 4~8 小时、禁水 2~3 小时。

②术后体位：麻醉未清醒时取平卧位，头偏向一侧；麻醉清醒后，若无禁忌，可取斜坡卧位。

③清理口腔：一旦患者发生呕吐，立即清除口腔内的呕吐物，以免因口腔内残存物造成误吸。

（3）麻醉药过敏

术前对部分麻醉药品常规作皮肤试敏。一旦发生麻醉药过敏，应配合医生作抗过敏处理。

（4）麻醉意外

①麻醉物品和急救物品的准备：手术室护士应根据手术方式、麻醉类型和患者病情等准备麻醉物品、麻醉药品、抢救器械及药物等，保证～旦患者出现麻醉意外时抢救所需。

②加强观察：麻醉和手术过程中，麻醉师应随时观察患者的呼吸状态和生命体征。

（5）上呼吸道梗阻

①密切观察患者有无舌后坠、口腔内分泌物积聚、发绀或呼吸困难征象；②对舌后坠者应托起其下颌、将其头后仰，置入口咽或鼻咽通气管；③清除咽喉部分泌物和异物，解除梗阻；④对轻度喉头水肿者，可按医嘱经静脉注射皮质激素或雾化吸入肾上腺素；⑤对重症者，应配合医师立即行气管切开，做好相应护理。

（6）下呼吸道梗阻

护理应注意：①及时清除呼吸道分泌物和吸入物；②注意观察患者有无呼吸困难、发绀；经常听诊肺部，注意有无肺部哕音、潮气量降低、气道阻力增高、心率增快和血压降低等下呼吸道梗阻的症状，若发现异常应及时报告医生并配合治疗；③注意避免患者因变换体位而引起气管导管扭折。

（7）低氧血症

1）密切观察：观察患者的意识、生命体征和面色等，注意有无呼吸急促、发绀、烦躁不安、心动过速、心律失常、心律紊乱、血压升高等低氧血症征象。

2）监测血气分析结果：加强监测 SpO_2 和 PaO_2 的变化。

3）供氧和通气护理：若患者出现低氧血症，应予以有效吸氧；必要时配合医师行机械通气治疗和护理。

4）根据医嘱，针对病因和对症处理。

（8）低血压

1）加强观察：密切观察患者的意识、血压、尿量、心电图及血气分析等变化；注意患者有无皮肤弹性差、少尿、代谢性酸中毒、心肌缺血及中枢神经功能障碍等表现。

2）调整麻醉深度，补充血容量：一旦发现患者低血压，应根据手术刺激的强度，调整麻醉深度，并根据失血量，快速补充血容量。

3）其他用药护理：患者血压骤降，经快速输血、输液仍不能纠正时，应及时按医嘱应用血管收缩药，以维持血压。因术中牵拉反射引起低血压者，应及时解除刺激，必要时静脉注射阿托品。

（9）高血压

1）完善高血压患者的术前护理：对术前已存在高血压的患者，应完善其术前准备并有效控制高血压。

2）密切观察血压变化：随时观察患者的血压变化，舒张压高于100mmHg或收缩压高于基础值的30%时，应根据原因进行针对性处理，注意避免发生高血压危象。

3）用药护理：对因麻醉过浅或镇痛剂用量不足所致高血压者，可根据手术刺激程度调整麻醉深度和镇痛剂的用量；若为合并顽固性高血压，应按医嘱应用降压药和其他心血管药物。

（10）心律失常和心脏骤停

1）密切监测患者心律变化：注意患者有无心动过速、心率增快、心动过缓、心脏骤停及房性期前收缩等心律失常表现。一旦发现异常，应及时报告医师，并配合救治。

2）祛除诱因：①因麻醉过浅引起的窦性心动过速可通过适当加深麻醉得以缓解。②由低血容量、贫血及缺氧引起的心率增快，应针对病因，按医嘱补充血容量、输血和吸氧等。③对心、肺并发症引起的频发房性期前收缩患者，应按医嘱予以毛花苷C（西地兰）治疗。④对因手术牵拉内脏或心脏反射引起的心动过缓，甚至心脏骤停，应立即停止手术，静注阿托品，并迅速施行心肺复苏术。

（11）坠积性肺炎

1）病因：①呕吐物反流及误吸导致肺损伤、肺水肿及肺不张等。②呼吸道梗阻使分泌物积聚。③气管插管刺激呼吸道分泌物增加。④血容量不足使分泌物较黏稠。⑤患者术后长期卧床或因伤口疼痛惧怕咳嗽，或因身体虚弱无力咳嗽等，致气道分泌物积聚。

2）预防、观察和护理措施包括：①保持呼吸道通畅：预防呕吐物反流及误吸所致的呼吸道梗阻。具体护理措施同第一节相关部分。②稀释痰液：按医嘱补充血容量，定时予以雾化吸入疗法等，以稀释痰液，降低患者排痰难度。③促进排痰：定时协助翻身、拍背，指导并鼓励患者正确咳嗽、咳痰。若患者自主咳嗽困难，可刺激其喉部促进被动咳嗽、咳痰。对痰液过多且黏稠、不易咳出者，可经口、鼻吸痰。④加强观察：密切观察患者生命体征及肺部体征等变化，定期监测血常规，注意有无坠积性肺炎的发生。⑤积极处理：一旦发生坠积性肺炎，应立即按医嘱及时、合理应用抗生素控制感染，同时予以吸氧、全身支持治疗。

【健康教育】

1.麻醉前向患者解释麻醉方法和手术进程，讲述麻醉操作的配合要点及麻醉后注意事项。

2.对术后仍然存在严重疼痛、需带自控镇痛泵出院的患者，教会其对镇痛泵的自我管理和护理。若出现镇痛泵脱落、断裂或阻塞者，及时就诊。

第三节　椎管内麻醉

一、硬脊膜外阻滞

硬脊膜外阻滞，又称硬膜外麻醉，是将局麻药注入硬脊膜外间隙，阻滞脊神经根，使其支配区域产生暂时性麻痹。与腰麻不同，硬脊膜外阻滞通常采用连续给药法，根据病情、手术范围和时间分次给药，使麻醉时间按手术需要延长。

【适应证与禁忌证】

1.适应证

适用于除头部以外的任何部位的手术，最常用于横膈以下的各种腹部、腰部和下肢手术。

2.禁忌证

对精神病或小儿等不合作患者，一般不采用椎管内麻醉。

（1）中枢神经系统疾病。

（2）休克。

（3）穿刺部位皮肤感染或全身脓毒症。

（4）脊柱外伤或结核，脊柱畸形穿刺困难者。

（5）急性心力衰竭或冠心病发作。

（6）严重腰背痛史、凝血机制障碍、明显腹内压增高。

【分类】

根据硬膜外阻滞部位的不同，可分为高位、中位、低位及骶管阻滞。

1. 高位阻滞

穿刺部位在 $C_5 \sim T_6$，适用于甲状腺、上肢或胸壁手术。

2. 中位阻滞

穿刺部位在 $T_6 \sim T_{12}$，适用于腹部手术。

3. 低位阻滞

穿刺部位在腰部各棘突间隙，适用于下肢及盆腔手术。

4. 骶管阻滞

经骶裂孔穿刺，适用于肛门、会阴部手术。

【常用麻醉药】

1. 利多卡因

常用浓度为 1.5%~2%，起效时间 5~8 分钟，作用维持时间约 1 小时左右；成年人一次最大量为 400mg。反复用药后易用出现快速耐药性。

2. 丁卡因

常用浓度为 0.2%~0.33%，起效时间为 10~20 分钟，作用持续时间为 1.5~2 小时；成人一次最大用量为 60mg。

3. 布比卡因

常用浓度为 0.5%~0.75%，起效时间 7~10 分钟，作用维持时间 2~3 小时。

4. 其他

2% 氯普鲁卡因、0.5%~0.75% 罗哌卡因、左布比卡因 0.5%~0.75%。

【护理评估】

1. 麻醉前和麻醉中的护理评估

（1）健康史

评估患者的年龄、性别、性格特征、职业和饮食习惯，了解近期有无上呼吸道或肺部感染，同时做以下资料的评估：①个人史。②既往史：有无中枢神经系统、心血管和呼吸系统等病史，有无凝血机制障碍；有无静脉炎；有无腰椎畸形、受损或腰椎间盘突出症；有无硬膜外麻醉禁忌证等；有无高血压及低血压史，是否已得到有效控制。③既往手术、麻醉史、用药史、过敏史和家庭史。

（2）身体状况

①局部：有无牙齿缺少或松动、是否安有义齿。腰部拟穿刺部位皮肤有无破损或感染病灶，脊柱有无畸形等。

②全身：有无血容量不足的现象，如皮肤弹性差或尿量减少等。有无皮肤、黏膜出血的表现，如牙龈出血或皮下瘀斑等。有无心功能不全的表现。有无脑部和肺部疾患。高血压患者的血压控制情况。

（3）心理－社会状况

评估硬脊膜外阻滞麻醉手术患者焦虑程度的影响，了解患者与家属对该麻醉方式的了解程度。

2. 麻醉后的护理评估

（1）术中情况

评估麻醉方式、麻醉药种类和用量；术中失血量、输血量和补液量；术中，患者有无发生血压下降、恶心呕吐、心动过缓、心律失常，甚至呼吸、心脏骤停、全脊髓麻醉、局麻药中毒等并发症。

（2）术后情况

①身体状况：评估患者的意识状态、血压、呼吸和心率；是否有肢体障碍；感觉是否恢复；有无头痛、尿潴留等麻醉后并发症征象；腰部穿刺部位有无异常渗血及感染等征象。

②心理 - 社会状况：评估患者对麻醉后不适，如头痛、尿潴留等的认识和情绪反应，家属对麻醉后相关知识的了解程度。

【护理诊断】

1.疼痛

与手术创伤和麻醉药物作用消失有关。

2.焦虑、恐惧

与患者对手术室环境陌生、担心麻醉安全性和手术等有关。

3.潜在并发症

全脊髓麻醉、局麻药毒性反应、血压下降、呼吸抑制、恶心呕吐、神经损伤、硬膜外血肿、硬膜外脓肿等。

【护理措施】

1.术中并发症的护理

（1）全脊髓麻醉

1）避免麻药误注入蛛网膜下隙：严格按照操作规程施行硬膜外阻滞，穿刺时细致谨慎，导管置入硬膜外腔后回吸应无脑脊液，先采用试验剂量用药，确定未误入蛛网膜下隙后方能继续给药。

2）加强观察：麻醉过程中密切观察患者呼吸、血压、心率和意识改变，注意有无迅速出现的低血压、意识不清，呼吸困难，甚至呼吸、心脏停搏等全脊髓麻醉表现。

3）一旦发生全脊髓麻醉，应立即行面罩加压给氧，并积极配合医师紧急行心肺脑复苏术，同时加快输液速度，按医嘱给予升压药，维持循环功能。

（2）局麻药毒性反应

1）避免局麻药注入血管内：注药前必须先回抽确定无血液，防止药物误注入血管内。

2）控制药物用量：一次用药不超过限量或予以小剂量分次注射。

3）给予麻醉前用药：如地西泮或巴比妥类等。

4）药液内加入适量肾上腺素：局麻药内加入肾上腺素能使局部血管收缩，延缓局麻药的吸收，既能延长其作用时间，又能减轻局麻药的毒性反应，还能消除普鲁卡因和利多卡因等扩张血管的作用，减少创面渗血。

5）加强观察：密切观察患者的意识、生命体征、血压、心率等变化，注意有无嗜睡、眩晕、惊恐不安、定向障碍、寒战、意识不清、抽搐、惊厥、呼吸困难、血压下降、心率缓慢，甚至心搏和呼吸停止等全身毒性反应表现。

6）积极处理毒性反应：毒性反应一旦发生，应立即停止注药，予以吸氧。轻者可予地西泮 0.1~0.2mg/kg 10~20ml 静脉注射，以预防和控制抽搐发生；出现抽搐或惊厥者，可静脉注射 2.5% 硫喷妥钠 1~ 2mg/kg2~4ml；惊厥反复发作者，可静脉注入琥珀胆碱 1mg/kg 后，行气管插管及人工呼吸。对出现低血压者，可按医嘱予以升压药及输血、输液等措施维持血压。对心率缓慢者，予以缓慢静脉注入阿托品。一旦呼吸、心脏骤停，应立即行心肺脑复苏术。

（3）呼吸抑制

通过降低用药浓度，减轻对运动神经的阻滞，可以减轻局麻药对呼吸的抑制作用。

（4）血压下降

因交感神经被阻滞，阻力血管和容量血管扩张所致。尤其是上腹部手术时，因胸腰段交感神经阻滞范围较广，并可阻滞心交感神经引起心动过缓，更易发生低血压。一旦发生，加快输液速度，必要时静脉注射麻黄碱 10~15mg，以提升血压。

2.术后并发症的护理

（1）神经损伤

1）选择质地较柔软的导管：避免损伤脊神经根或脊髓。

2）加强观察：穿刺或置管过程中注意观察患者的感觉和运动功能变化，若出现电击样异感并向肢体放射，说明已触及神经。若异样感觉持续时间长，说明损伤严重，应放弃阻滞麻醉。

3）对症处理：对出现神经损伤征象者，一般予以对症治疗，数周或数月后可自愈。

（2）硬膜外血肿

1）完善术前准备：术前纠正凝血功能障碍。对有凝血功能障碍或正在接受抗凝治疗者，禁用硬膜外阻滞。

2）加强观察：注意观察患者有无进行性肌力减退，甚至肌无力或截瘫表现。

3）尽早发现和处理：一旦发现血肿压迫征兆，应及时报告医师并作好手术准备，争取在血肿形成后 8 小时内进行椎板切开减压术，清除血肿、解除压迫。

（3）硬膜外脓肿

1）预防感染：严格无菌操作，避免从感染部位穿刺。

2）加强观察：观察患者体温、脉搏、肌力及白细胞计数等变化，注意有无全身感染征象及肌无力或截瘫表现。

3）积极处理：一旦明确为硬膜外脓肿，应按医嘱应用大剂量抗生素，并积极做好手术准备，尽早行椎板切开引流术。

（4）导管拔除困难或折断

因椎板、韧带及椎旁肌群强直致导管难以拔出，也见于置管技术不当、导管质地不良、拔管用力不当等情况。如遇到拔管困难，切忌使用暴力，可将患者置于原穿刺体位，热敷或在导管周围注射局麻药后再行拔出。若导管折断，无感染或无神经刺激症状者，可不取出，但应密切观察。

【健康教育】

1.对术后需带自控镇痛泵（PCA）出院的患者，教会其对镇痛泵的自我管理。

2.部分硬膜外阻滞后患者头痛或腰部疼痛患者，应注意休息短期能自行缓解。

3.出院后出现肢体障碍，排泄困难患者应及时复诊。

4.有出血倾向的患者注意背部穿刺点的观察。

二、蛛网膜下隙阻滞

蛛网膜下隙阻滞，又称腰麻，是将局麻药注入蛛网膜下隙，作用于脊神经前根和后根，产生不同程度的阻滞。

【适应证与禁忌证】

1.适应证

腰麻适用于持续 2~3 小时以内的下腹部、盆腔、下肢和肛门会阴部手术，如阑尾切除术、疝修补术、痔切除术、肛瘘切除术及半月板摘除术等。

2. 禁忌证

对精神病或小儿等不合作患者，一般不采用腰麻。

（1）中枢神经系统疾病，如脑脊膜炎、颅内压增高等。

（2）休克。

（3）穿刺部位皮肤感染或全身脓毒症。

（4）脊柱外伤或结核。

（5）急性心力衰竭或冠心病发作。

（6）严重腰背痛史、凝血机制障碍、明显腹内压增高。

【常用麻醉药】

1. 普鲁卡因

常用于简单、短时手术，如刮宫术、环扎术等。

2. 布比卡因和丁卡因

常用于长时间手术，如膝关节、髋关节置换术或下肢血管手术等。

【护理评估】

1. 麻醉前和麻醉中的护理评估

（1）健康史

评估有无凝血机制障碍；评估有无心、脑肺部病史；评估有无腰椎畸形和腰麻禁忌证；评估有无高血压病史等。

（2）身体状况

评估局部和全身状况：穿刺部位皮肤有无破损及感染病灶；脊柱有无畸形等；有无血容量不足和出血倾向等现象。

（3）心理 - 社会状况

评估患者麻醉前焦虑程度的影响，了解患者与家属对该麻醉方式的了解程度。

2. 麻醉后的评估

（1）术中情况

评估麻醉方式、麻醉药种类和用量；术中失血量、输血量和补液量；术中患者有无发生血压下降、恶心呕吐、心动过缓、心律失常，呼吸、心脏骤停、全脊髓麻醉、局麻药中毒等并发症。

（2）术后情况

1）身体状况：患者的意识状态、血压、呼吸和心率；是否有肢体障碍；感觉是否恢复；有无头痛、尿潴留等麻醉后并发症征象；腰部穿刺部位有无异常渗血及感染等征象。

2）心理 - 社会状况：评估患者对麻醉后不适，如头痛、尿潴留等的认识和情绪反应，家属对麻醉后相关知识的了解程度。

【护理诊断】

1. 焦虑和恐惧

与对手术室环境陌生、担心麻醉安全性和手术等有关。

2. 疼痛

与手术创伤和麻醉药物的作用消失有关。

3. 潜在并发症

血压下降、心率减慢、呼吸抑制、恶心呕吐、腰麻后头痛、尿潴留等。

【护理措施】

1. 预防术中并发症

（1）血压下降或心率减慢

1）完善患者的术前准备：对术前已存在高血压、低血压及血容量不足的患者，应完善其术前准备，有效控制血压，补足血容量。

2）加强观察：术中密切观察患者血压和心率变化，注意有无低血压和心动过缓出现。

3）调整麻醉深度，补充血容量：一旦发现患者低血压，应根据手术范围调整麻醉平面，对血压下降明显者，可先予以快速静脉补液以扩充血容量。

4）其他药物的应用：经上述处理无效者，可按医嘱静脉注射麻黄碱收缩血管，提升血压。对心动过缓者，可按医嘱给予阿托品。

（2）呼吸抑制

1）密切观察患者的呼吸、心率、血压和面色的变化等，注意有无呼吸抑制的表现。

2）若发现患者呼吸功能不全，应立即予以吸氧，同时采用面罩辅助呼吸。

3）一旦患者发生呼吸停止，应立即作气管内插管并人工呼吸。若出现呼吸心脏骤停，则应立即进行心肺脑复苏术。

（3）恶心、呕吐

1）麻醉前应用阿托品，以降低迷走神经兴奋性。

2）麻醉过程中密切观察患者有无恶心呕吐反应。

3）若发生呕吐，应积极寻找原因，并采取针对性治疗措施，如提升血压、吸氧、暂停腹腔内脏的牵拉等。也可按照医嘱予以氟哌利多或昂丹司琼（枢复宁）等药物进行预防和治疗。

2. 预防术后并发症

（1）腰麻后头痛

麻醉时采用细针穿刺；提高穿刺技术，避免反复多次穿刺；围手术期足量补液并预防脱水；腰麻术后常规采取去枕平卧4~6小时，以预防腰麻后头痛的发生；对发生头痛者，予以平卧休息，可按医嘱给予镇痛剂或安定类药物，或采取针灸、腹带捆绑腹部等。严重者可于硬膜外腔注入生理盐水或5%葡萄糖液。

（2）尿潴留

1）术前准备：解释术后易出现尿潴留的原因，指导患者练习床上排尿，并嘱术后一旦有尿意，应及时排尿。

2）促进排尿：鼓励术后患者及时床上排尿，若无禁忌，可协助其下床排尿，以避免膀胱过度充盈、导致尿潴留。

3）留置导尿管：若上述措施无效，应予以留置导尿管，解除尿潴留。

【健康教育】

少数腰麻后头痛患者在出院时仍未缓解时，无须过分焦虑，注意休息后能自行缓解。

第四节　局部麻醉

广义的局麻包括椎管内麻醉，但由于后者有其特殊性，故习惯于将其作为单独的麻醉方法。局麻是一种简便易行、安全有效、并发症较少的麻醉方法，患者意识清醒，适用于较表浅、局限的手术。实施局麻应熟悉周围神经解剖，掌握正确的操作技术，熟悉局麻药的药理特性，以避免毒性反应的发生。

【常用局麻药】

1. 普鲁卡因

弱效、短时效但却较为安全的常用局麻药。适用于局部浸润麻醉，不用于表面麻醉和硬膜外麻醉。成人一次限量 1g。

2. 丁卡因

强效、长时效局麻药。适用于表面麻醉、神经阻滞、腰麻和硬膜外阻滞，不用于局部浸润麻醉。成人一次 – 表面麻醉限量 40mg，神经阻滞 80mg。

3. 利多卡因

中效、中时效局麻药。用于各种局麻方法。最适用于神经阻滞和硬膜外阻滞，反复用药可快速产生耐药性。成人一次表面麻醉限量 100mg，局部浸润麻醉和神经阻滞 400mg。

4. 布比卡因

强效、长时效局麻药。多用于神经阻滞、腰麻及硬膜外阻滞，很少用于局部浸润麻醉。适用于产科的分娩镇痛。成人一次限量 150mg。

5. 罗哌卡因

酰胺类局麻药，作用强度类似布比卡因，多用于神经阻滞和硬膜外阻滞。适用于分娩镇痛和硬膜外镇痛。成人一次限量 150mg。

【常用局麻方法】

1. 表面麻醉

将渗透作用强的局麻药用于局部黏膜表面，使其透过黏膜而阻滞黏膜下神经末梢，产生麻醉作用的方法，称为表面麻醉。多用于眼、鼻腔、口腔、咽喉、气管及支气管、尿道等处的浅表手术或检查。常用药物为 0.5%~1% 丁卡因，或 2%~4% 利多卡因。根据手术部位不同，选择不同给药方法。如眼科手术用滴入法；鼻腔、口腔手术用棉片贴敷法或喷雾法；尿道和膀胱手术用注入法等。若滴入眼内或注入尿道，由于局麻药能较长时间与黏膜接触，应减少剂量。

2. 局部浸润麻醉

沿手术切口线分层注入局麻药，阻滞神经末梢而起到麻醉作用，称为局部浸润麻醉。常用药物为 0.5% 普鲁卡因或 0.25%~0.5% 利多卡因。操作方法：在手术切口线一端进针，刺入皮内，注药后形成橘皮样皮丘，若需浸润远端组织，穿刺针应从先前已浸润过的部位刺入，如此连续进行，在切口线上形成皮丘带。然后经皮丘分层注药，注药时加压注射，边注射边进针。注意事项：①每次注药前回抽，以防药液注入血管；②局麻药中加入适量肾上腺素可减缓药液吸收，延长作用时间；③感染及癌肿部位不宜用局部浸润麻醉。

3. 区域阻滞

围绕手术区，在其四周和底部注射局麻药，以阻滞支配手术区神经纤维的方法称为区域阻滞。用药同局部浸润麻醉。其优点在于避免穿刺病理组织。适用于局部肿块切除，如乳腺良性肿瘤切除术。

4. 神经及神经丛阻滞

将局麻药注入神经干、丛、节的周围，阻滞相应区域的神经冲动传导而产生麻醉作用，称神经阻滞或神经丛阻滞。其操作较简单，注射一处即可获得较大区域的阻滞麻醉。临床常用臂丛神经阻滞、颈丛神经阻滞、肋间神经阻滞和指（趾）神经阻滞等。

【护理评估】

1. 健康史

评估患者的病史、麻醉及手术史、用药史、家族史、个人史。

2. 身体状况

评估患者的一般资料，进行麻醉手术风险评估，生命体征及营养状况等的观察。

3. 心理－社会状况

了解患者对疾病、手术方式、麻醉方式的认识程度；对术前准备护理配合和术后康复知识的了解程度。

【护理诊断】

潜在并发症

局麻药毒副作用。

【护理措施】

1. 术后一般护理

局麻药对机体影响小，一般无须特殊护理。若术中用药剂量较大、手术时间较长，应嘱患者在术后休息片刻，经观察无异常后方能离院。患者离院前，告之其若有不适，即刻就诊。

2. 心理护理

告知麻醉相关知识并签署麻醉同意书。

3. 并发症的观察、预防和护理

（1）毒性反应：①避免局麻药注入血管内。②控制药物用量：对体质衰弱者及血液循环丰富的注药部位予以酌减用量。③加强观察和积极处理毒性反应：吸氧、镇静，必要时气管插管。

（2）过敏反应：①选用不过敏的局麻药。②加强观察：麻醉过程中注意患者的呼吸、血压及皮肤改变等，注意有无呼吸困难、低血压和荨麻疹等过敏反应的表现。③积极处理过敏反应：患者一旦发生过敏反应，应首先中止用药，保持呼吸道通畅并予以吸氧。低血压者应适当补充血容量，紧急情况下可应用血管活性药物，同时应用皮质激素和抗组胺药物治疗。④臂丛、颈丛麻醉常见并发症：血气胸。

【健康教育】

了解患者有无局麻药过敏史，在术中用药较多者，应嘱咐患者在手术室外休息 15~30 分钟，观察有无不适及异常反应后方可离去，无须过分焦虑，休息后能自行缓解。

第五节　麻醉后

【护理评估】

1. 术中情况评估

评估麻醉方式、麻醉药种类和用量，术中失血量、输血量和补液量，术中患者有无血压下降、恶心呕吐、心律失常、麻药中毒等并发症。

2. 术后情况评估

（1）身体状况

评估患者的意识状态、循环系统、肌力恢复状况，自主呼吸状态，有无吞咽呛咳反射恢复，各种管道固定是否牢靠，危重患者做好各种监测，进行安全转送。

（2）心理 – 社会状况

评估患者对麻醉后不适的认识和情绪反应及其家属对麻醉后相关知识的了解程度。

【护理诊断】

1. 疼痛

与手术创伤和麻醉药物作用消失有关。

2. 焦虑、恐惧

与患者担心麻醉安全性和手术等有关。

3. 潜在并发症

麻醉手术后，麻醉用药的毒性反应、血压下降、呼吸抑制、恶心呕吐、神经损伤、局部血肿等。

【麻醉恢复期的护理措施】

1. 生命体征的监测

（1）呼吸系统

1）观察患者呼吸次数、节律及胸腹部呼吸活动幅度，以了解患者的呼吸功能。

2）肺部听诊，判断气管导管是否移位，有无肺不张及分泌物积聚等。

3）监测脉搏、血氧饱和度，以了解组织供氧情况。

4）定时监测血气分析变化。

（2）循环系统

1）常规监测心电图，了解患者有无心律失常和心肌缺血等。

2）密切监测脉搏和心率变化，注意其强弱、频率、节律变化。

3）密切监测血压、中心静脉压、肺动脉压等，了解患者循环血容量及心血管功能。

4）指压甲床观察毛细血管再充盈时间，了解末梢循环情况。

5）观察每小时尿量，了解循环灌注情况。

（3）中枢神经系统

密切观察患者的意识状态、瞳孔大小、对光反射、对疼痛的知觉和体温变化。

2. 气管内插管的拔管条件

（1）意识及肌力恢复

患者可根据指令作睁眼、张口、舌外伸、握手等动作，上肢抬高时间达到 10 秒以上。

（2）自主呼吸状态良好

患者无呼吸困难征象，每分钟呼吸频率维持在 15 次左右；潮气量 >5ml/kg；肺活量 >15ml/kg；$PaCO_2$ <6kPa（45mmHg）；吸空气状态下 PaO_2>8kPa（60mmHg）；吸纯氧状态下 PaO_2>40kPa（300mmHg）。

（3）其他

吞咽、呛咳反射恢复，鼻腔、口腔及气管内无分泌物。

3. 送患者返回病房的指征

（1）神经系统意识恢复；肌力恢复；患者可根据指令睁眼、张口和握手。

（2）呼吸系统

已拔除气管插管；通气量足够；呼吸频率和节律正常；无呼吸道梗阻；肺部听诊无异常；根据指令可以深呼吸、咳嗽。

（3）循环系统

心电图示无心肌缺血及心律失常；心率、脉搏、血压正常、稳定。

（4）其他

无明显血容量不足的表现；血气分析正常；体温正常。

4. 苏醒过程中患者的管理和转送

在转运前应补足血容量；搬动过程中，动作应轻柔、缓慢，确保各种管道的妥善固定，防止脱出。对有呕吐可能者，应将其头置于侧偏位。对全麻未清醒患者，应在人工呼吸状态下转送；一般患者的转送，可在自主呼吸空气状态下转送；对心脏及大手术、危重患者，则应在吸氧及严密循环、呼吸监测下转送。

第四章　围手术期患者的护理

第一节　手术前

外科患者在手术前不仅应注意疾病本身，更要对患者的全身状况进行全方位的了解。评估是否存在增加手术危险性或使恢复不利的异常因素，包括可能影响整个病程的潜在因素，如心、肺、肝、肾、内分泌、血液、免疫系统的功能及营养、心理状态等。因此，需详细询问病史、进行全面的体格检查，了解各项辅助检查结果，以准确估计患者的手术耐受力，同时发现问题，在术前予以纠正，术后加以防治。

【护理评估】

1.健康史

（1）现病史

询问本次发病的诱因、主诉、主要症状与体征。

（2）既往史

询问既往有无高血压、心脏病、糖尿病、肝肾疾病史；有无手术史；用药情况、有无药物过敏等。

（3）个人史

询问有无吸烟、饮酒习惯，吸

烟、饮酒的量和次数；询问女性患者的月经、生育史等。

通过以上询问，评估患者对疾病的认识，了解患者对手术、麻醉、预后及对手术后康复知识的了解情况。

2.身体状况

（1）营养状态

测量身高、体重、肱三头肌皮肤皱褶厚度、上臂周径、血浆白蛋白等，全面评定患者的营养状态。

（2）体液平衡

有无体液失衡的原因，如摄入不足、发热、呕吐、腹泻、多尿、肠梗阻、急性胃扩张等，有无脱水及脱水程度、类型，有无电解质紊乱和酸碱失衡。

（3）有无感染

有无咳嗽、咽痛、体温升高等上呼吸道感染症状，观察皮肤，特别是手术区域的皮肤有无损伤和感染。

（4）重要器官的功能

1）心血管功能：血压、脉搏、心率、心律、四肢末梢循环状况，有无高血压、冠心病、贫血等增加手术危险的因素。

2）呼吸系统功能：呼吸形态，有无哮喘、咳嗽、咳痰、胸痛；有无肺气肿、支气管扩张、哮喘等增加手术危险性的因素。

3）泌尿系统功能：排尿情况，有无尿频、尿急、排尿困难等症状；观察尿量和尿液颜色、性状，肾功能监测情况，有无肾功能不全、前列腺肥大等增加手术危险的因素。

4）肝功能：有无黄疸、腹水、肝掌、蜘蛛痣、呕血、黑便等，有无肝炎、肝硬化、血吸虫病史或长期饮酒史，了解肝功能情况。

5）血液功能：有无出血倾向，如牙龈、口腔黏膜有无出血，皮肤是否有出血点和瘀斑等增加手术危险性的因素。

6）内分泌功能：有无糖尿病病史。

7）神经系统功能：有无头晕、眩晕、耳鸣、步态不稳、抽搐和昏迷等增加手术危险性的因素。

3. 心理 - 社会状况

（1）评估心理状态

无论何种手术，患者的心理矛盾突出，除表现为感情脆弱、情绪波动、自尊心和依赖性增加外，最常见的心理反应是焦虑。故手术前应全面评估患者的心理状态，正确引导和及时纠正不良的心理反应，以保证各项治疗护理措施顺利进行。

（2）评估社会支持系统

了解家属、单位对疾病与手术的看法，对患者的支持、关心程度，家庭经济状况、医疗费用承受能力。

【护理诊断】

1. 焦虑和恐惧

与罹患疾病、接受麻醉和手术、担心预后及住院费用高、医院环境陌生等有关。

2. 营养失调：低于机体需要量

与疾病消耗、营养摄入不足或机体分解代谢增强等有关。

3. 睡眠形态紊乱

与疾病导致的不适、环境改变和担忧有关。

4. 知识缺乏

缺乏手术、麻醉相关知识及术前准备知识。

5. 体液不足

与疾病所致体液丢失、液体摄入量不足或体液在体内分布转移等有关。

【护理措施】

1. 心理准备

（1）建立良好的护患关系

了解患者病情及需要，给予安慰。通过适当的沟通技巧，取得患者信任。

（2）认知干预

帮助患者正确认识病情，指导患者提高认知和应对能力，积极配合治疗和护理。

（3）心理支持和疏导

鼓励患者表达感受，倾听其诉说，帮助患者宣泄恐惧、焦虑等不良情绪；耐心解释手术必要性，介绍医院技术水平，增强治疗信心；动员患者的社会支持系统，使其感受到被关心和重视。

（4）制定健康教育计划

帮助患者认识疾病、手术的相关知识及术后用药的注意事项，向患者说明术前准备的必要性，逐步掌握术后配合技巧及康复知识，使患者对手术的风险及可能出现的并发症有足够的认识及心理准备。

2. 一般准备与护理

（1）饮食和休息

加强饮食指导，鼓励摄入营养素丰富、易消化的食物。消除引起不良睡眠的诱因，创造安静舒适的环境，告知放松技巧，促进患者睡眠。病情允许者，适当增加白天活动，必要时遵医嘱予以镇静安眠药。

（2）适应性训练

①指导床上使用便盆的方法，以适应术后床上排尿和排便；②教会自行调整卧位和床上翻身的方法，以适应术后体位的变化；③部分患者还应指导其练习术中体位；④教会患者正确深呼吸、咳嗽、咳痰方法并进行练习。

（3）输血和补液

拟行大、中手术前，遵医嘱做好血型鉴定和交叉配血实验，备好一定数量的红细胞或血浆。凡有水、电解质及酸碱平衡失调和贫血者，在术前予以纠正。

（4）协助完成术前检查

遵医嘱完成术前各项心、肺、肝、肾功能及凝血时间、凝血酶原时间、血小板计数等检查，必要时监测有关凝血因子；协助医师最大程度的改善心、肺、肝、肾功能，提高患者手术耐受力。

（5）预防术后感染

及时处理已知感染灶，避免患者与其他感染者接触，遵医嘱合理应用抗生素。预防性抗生素适用于：①涉及感染灶或切口接近感染区域的手术；②开放性创伤、创面已污染、清创时间长、难以彻底清创者；③操作时间长、创面大的手术；④胃肠道手术；⑤癌肿手术；⑥涉及大血管的手术；⑦植入人工制品的手术；⑧器官移植术。

（6）胃肠道准备

①成人择期手术前禁食 8~12 小时，禁饮 4 小时，以防麻醉或术中呕吐引起窒息或吸入性肺炎；②术前一般不限制饮食种类，消化道手术者，术前 1~2 日进食流质饮食；③术前一般无须放置胃管，但消化道手术或某些特殊疾病（如急性弥漫性腹膜炎、急性胰腺炎等）。应放置胃管；④一般于术前 1 日晚行清洁灌肠，使术中肠腔处于空虚状态以减少并发感染的机会；⑤肠道手术前 3 日开始做肠道准备；⑥幽门梗阻者，术前洗胃。

（7）手术区皮肤准备

1）洗浴：术前 1 日下午或晚上，清洗皮肤。细菌栖居密度较高的部位（如手、足），或不能接受强刺激消毒剂的部位（如面部、会阴部），术前可用氯己定（洗必泰）反复清洗。腹部及腹腔镜手术的患者应注意脐部清洁。若皮肤上有油脂或胶布粘贴的残迹，用松节油或 75% 乙醇擦净。

2）备皮：手术区域若毛发细小，可不必剃毛；若毛发影响手术操作，手术前应予剃除。手术区皮肤准备范围包括切口周围至少 15cm 的区域，不同手术部位的皮肤准备范围可见表 4-1。

表 4-1 常用手术皮肤准备的范围

手术部位	备皮范围
颅脑手术	剃除全部头发及颈部毛发，保留眉毛
颈部手术	上自唇下，下至乳头水平线，两侧至斜方肌前缘
胸部手术	上自锁骨上及肩上，下至脐水平，包括患侧上臂和腋下，胸背均超过中线 5cm 以上
上腹部手术	上自乳头水平，下至耻骨联合，两侧至腋后线
下腹部手术	上自剑突，下至大腿上 1/3 前内侧及会阴部，两侧至腋后线，剃除阴毛
腹股沟手术	上自脐平线，下至大腿上 1/3 内侧，两侧至腋后线，包括会阴部，剃除阴毛
肾手术	上自乳头平线，下至耻骨联合，前后均过正中线
会阴部及肛门手术	上自髂前上棘，下至大腿上 1/3，包括会阴及臀部，剃除阴毛
四肢手术	以切口为中心包括上、下方各 20cm 以上，一般超过远、近端关节或为整个肢体

（8）术日晨的护理

①认真检查、确定各项准备工作的落实情况；②体温升高或女性患者月经来潮时，应延迟手术；③进入手术室前，指导患者排尽尿液；预计手术时间将持续 4 小时以上及接受下腹部或盆腔内手术者，留置导尿④胃肠道及上腹部手术者，留置胃管；⑤遵医嘱予以术前用药；⑥拭去指甲油、口红等化妆品，取下活动性义齿、眼镜、发夹、手表、首饰和其他贵重物品；⑦备好手术需要的病历、X 线检查片、CT 片、特殊用药或物品等，随患者带入手术室；⑧与手术室接诊人员仔细核对患者、手术部位及名称等，做好交接；⑨根据手术类型及麻醉方式准备麻醉床，备好床旁用物，如负压吸引装置、输液架、心电监护仪、吸氧装置等。

3. 特殊准备与护理

（1）急症手术者

在最短时间内做好急救处理的同时进行必要的术前准备，如立即输液，改善患者水、电解质及酸碱平衡失调状况。若患者处于休克状态，立即建立 2 条以上静脉通道，迅速补充血容量；尽快处理伤口等。

（2）营养不良

生化检查血清蛋白在 30~35g/L 或以下、血清转铁蛋白低于 1.5mg/L、体重 1 个月内下降 5% 者，存在营养不良。营养不良患者常伴低蛋白血症，可引起组织水肿，影响愈合；此外，营养不良者抵抗力低下，易并发感染。因此，术前尽可能改善其营养，择期手术最好在术前 1 周左右，经口服或静脉补充热量、蛋白质和维生素，以利术后组织的修复和创口愈合，提高机体抵抗力。

（3）高血压

患者血压在 160/100mmHg 以下时可不做特殊准备。高血压患者术前 2 周停用利血平等降压药，指导患者改用钙通道阻滞剂或 β-受体阻断剂等合适的降压药以控制血压，但不要求血压降至正常水平才手术。

（4）心脏病

伴有心脏疾患的患者，其术前准备应注意：①长期低盐饮食和服用利尿药物导致患者水、电解质平衡失调者，术前需纠正；②有心律失常者，偶发的室性期前收缩一般不需特殊处理；如有心房纤颤伴心室率≥100 次/分以上者，遵医嘱用毛花苷 C（西地兰），或口服普萘洛尔（心得安），尽可能将心率控制在正常范围；老年冠状动脉粥样硬化性心脏病（冠心病）患者，若出现心动过缓，心室率≤50 次/分，术前遵医嘱用阿托品 0.5~1.0mg，必要时放置临时心脏起搏器；

③急性心肌梗死患者发病后 6 个月内不宜择期手术；6 个月以上无心绞痛发作者，可在良好监护下施行手术；④心力衰竭患者，在心力衰竭控制 3~4 周后再施行手术。

（5）呼吸功能障碍

①术前 2 周停止吸烟；②伴有阻塞性肺功能不全的患者，遵医嘱行雾化吸入治疗，改善通气功能，增加肺活量；③哮喘患者，可口服地塞米松等药物，减轻支气管黏膜水肿；④痰液黏稠患者，可采用雾化吸入，或服用药物使痰液稀薄，利于咳出。经常咳浓痰的患者，术前 3~5 日使用抗生素，若病情允许，指导患者行体位引流，促使脓性分泌物排出；⑤急性呼吸系统感染患者，若为择期手术应推迟至治愈后 1~2 周再行手术；若为急症手术，需用抗生素并避免吸入麻醉；⑥重度肺功能不全及并发感染者，必须采取积极措施，改善其肺功能、待感染控制后再施行手术。

（6）肝疾病

手术创伤和麻醉都将加重肝负荷。术前做各项肝功能检查，了解患者术前肝功能情况。肝功能轻度损害者一般不影响手术耐受力；肝功能损害严重或濒于失代偿者，如有营养不良、腹水、黄疸等，或有急性肝炎患者，手术耐受力明显减弱，除急症抢救外，一般不宜手术。术前予高糖、高蛋白饮食改善营养状况。遵医嘱静脉滴注 10% 葡萄糖 1000ml、胰岛素 20U、10% 氯化钾 20ml 的混合液增加肝糖原储备，必要时输注入血清蛋白、少量多次新鲜血液、维生素以纠正贫血、低蛋白血症、增加凝血因子等，改善全身情况。有胸、腹水者，限制钠盐，遵医嘱用利尿剂。

（7）肾疾病

麻醉、手术创伤、某些药物等都会加重肾负担。术前做各项肾功能检查，了解患者术前肾功能情况。依据 24 小时内肌酐清除率和血尿素氮测定值可将肾功能损害分为轻度、中度、重度 3 度（表 4-2）。轻度、中度肾功能损害者.经过适当的内科处理多能较好地耐受手术；重度损害者需在有效透析治疗后才可耐受手术，但手术前应最大限度地改善肾功能。

表 4-2　肾功能损害程度

测定法	肾功能损害		
	轻度	中度	重度
24 小时肌酐清除率（ml/min）	51~80	21~50	<20
血尿素氮（mmol/L）	7.5~14.3	14.6~25.0	25.3~35.7

（8）糖尿病

糖尿病患者易发生感染，术前应积极控制血糖及相关并发症（如心血管和肾病变）。一般实施大手术前将血糖水平控制在正常或轻度升高状态（5.6~11.2mmol/L）、尿糖为 +~++ 为宜。如系应用长效胰岛素或口服降血糖药物者，术前均改为胰岛素皮下注射，每 4~6 小时 1 次，使血糖和尿糖控制于上述水平。为避免发生酮症酸中毒，尽量缩短术前禁食时间，静脉输液时胰岛素与葡萄糖的比例按 1U ∶ 5g 给予。禁食期间定时监测血糖。

（9）妊娠

妊娠患者患外科疾病需行手术治疗时，须将外科疾病对母体及胎儿的影响放在首位。如妊娠合并阑尾穿孔，胎儿病死率为 8.7%；并发弥漫性腹膜炎的妊娠晚期患者全部早产，胎儿病死率约为 35.7%。如果手术时机可以选择，妊娠中期相对安全。如果时间允许，术前应尽可能全面检查各系统、器官功能，特别是心、肾、肝、肺等功能，若发现异常，术前尽量纠正。需禁食时，从静脉补充营养，尤其是氨基酸和糖类，以保证胎儿的正常发育。确有必要时，允许行放射线检查，但必须加强必要的保护性措施，尽量使辐射剂量低于 0.05~0.1Gy。为治疗外科疾病而必须使用药物时，尽量选择对孕妇、胎儿安全性较高的药物，如镇痛药吗啡对胎儿呼吸有持久的抑制作用，可用哌替啶代替，但应控制剂量，且分娩前 2~4 小时内不用。

（10）使用影响凝血功能药物

①监测凝血功能；②对于长期服用阿司匹林或非甾体药物（如布洛芬）的患者，术前 7 日停药；③术前使用华法林抗凝的患者，只要国际标准化比值维持在接近正常的水平，小手术可安全施行；大手术前 4~7 日停用华法林，但是对血栓栓塞的高危患者在此期间应继续使用肝素；④择期大手术患者在手术前 12 小时内不使用大剂量低分子量肝素，4 小时内不使用大剂量普通肝素；心脏外科患者手术 24 小时内不用低分子量肝素；⑤在抗凝治疗期间需急诊手术的患者，一般需停止抗凝治疗。用肝素抗凝者，可用鱼精蛋白拮抗；用华法林抗凝者，可用维生素 K 和（或）血浆或凝血因子制剂拮抗。

【健康教育】

1. 告诉患者及家属，要有稳定的情绪、充足的睡眠及合理的饮食。

2. 介绍术前处置的程序和意义，如饮食管理、戒烟、备皮、备血、灌肠等。

3. 讲解术后可能留置的引流管、氧气管、导尿管、胃肠减压管的目的和意义。

4. 简单介绍手术室环境、手术过程及术中配合。

5. 指导患者作适应手术后变化的锻炼，减少术后并发症的发生：如床上排便排尿的适应性训练，学习深呼吸、有效咳嗽、翻身、肢体活动的方法；对胸腹部手术患者，要指导其学会腹式呼吸胸式呼吸及在咳嗽时如何保护切口；手术体位的适应性训练，如甲状腺手术者，术前要练习头颈部过伸位。

第二节　手术后

手术损伤可导致患者防御能力下降，术后切口疼痛、禁食及应激反应等均可加重患者的生理、心理负担，不仅可能影响创伤愈合和康复过程，而且可能导致多种并发症的发生。手术后患者的护理重点是防止并发症，减少痛苦与不适，尽快恢复生理功能，促进康复。

【护理评估】

1. 健康史

了解手术方式和麻醉类型，手术过程是否顺利，术中出血、输血、补液量以及留置的引流管情况等，以判断手术创伤大小及对机体的影响。

2. 身体状况

①生命体征：评估患者回到病室时的神志、体温、脉搏、呼吸、血压；②切口状况：了解切口部位及敷料包扎情况，有无渗血、渗液；③引流管：了解引流管种类、数量、位置及作用，引流是否通畅，引流液量、性状、颜色等；④肢体功能：了解术后肢体感知觉恢复情况及四肢活动度；⑤体液平衡：评估术后患者尿量、各种引流的丢失量、失血量及术后补液量和种类等；⑥营养状态：评估术后患者每日摄入营养素的种类、量和途径，了解术后体重变化；⑦术后不适及并发症：了解有无切口疼痛、恶心、呕吐、腹胀、呃逆、尿潴留等术后不适，评估不适的

种类和程度；评估有无术后出血、感染、切口裂开、深静脉血栓形成等并发症及危险因素。

3. 心理－社会状况

评估术后患者及家属对手术的认识和看法，了解患者术后的心理感受，进一步评估有无引起术后心理变化的原因：①担心不良的病理检查结果、预后差或危及生命；②手术致正常生理结构和功能改变，担忧手术对今后生活、工作及社交带来不利影响，如截肢、结肠造口等；③术后出现切口疼痛等各种不适；④身体恢复缓慢，出现并发症；⑤担忧住院费用昂贵，经济能力难以维持后续治疗。

【护理诊断】

1. 疼痛

与手术创伤、特殊体位等因素有关。

2. 有体液不足的危险

与手术导致失血、体液丢失、禁食禁饮、液体量补充不足有关。

3. 低效性呼吸形态

与术后卧床、活动量少、切口疼痛、呼吸运动受限等有关。

4. 营养失调：低于机体需要量

与术后禁食、创伤后机体代谢率增高有关。

5. 活动无耐力

与手术创伤、机体负氮平衡有关。

6. 潜在并发症

术后出血、切口感染或裂开、肺部感染、泌尿系统感染或深静脉血栓形成等。

【护理措施】

1. 一般护理

（1）安置患者

①与麻醉师和手术室护士做好床旁交接。②搬运患者时动作轻稳，注意保护头部、手术部位及各引流管和输液管道。③正确连接各引流装置。④检查输液是否通畅。⑤遵医嘱给氧。⑥注意保暖，但避免贴身放置热水袋，以免烫伤。

（2）体位护理

根据麻醉类型及手术方式安置患者体位：①全麻未清醒者，取平卧位，头偏向一侧，使口腔分泌物或呕吐物易于流出，避免误吸；麻醉清醒后根据需要调整体位。②蛛网膜下隙麻醉者，取平卧或头低卧位6~8小时，防止脑脊液外渗而致头痛。③硬脊膜外阻滞者，平卧6小时后根据手术部位安置体位。④颅脑手术者，如无休克或昏迷，可取15°~30°头高脚低斜坡卧位。⑤颈、胸部手术者，取高半坐卧位，以利呼吸和引流。⑥腹部手术者，取低半坐卧位或斜坡卧位，以减少腹壁张力，便于引流，并可使腹腔渗血渗液流入盆腔，避免形成膈下脓肿。⑦脊柱或臀部手术者，取俯卧或仰卧位。⑧腹腔内有污染者，在病情许可的情况下，尽早改为半坐位或头高脚低位。⑨休克患者，取中凹卧位或平卧位。⑩肥胖患者可取侧卧位，以利呼吸和引流。

（3）病情观察

1）生命体征：中、小型手术患者，手术当日每小时测量一次脉搏、呼吸、血压，监测6~8小时至生命体征平稳。对大手术、全麻及危重患者，必须密切观察，每15~30分钟测量一次脉搏、呼吸、血压及瞳孔、神志，直至病情稳定，随后可改为每小时测量一次或遵医嘱定时测量，并做好记录。有条件者可使用床旁心电监护仪连续监测。

2）中心静脉压：如果手术中有大量血液、体液丢失，在术后早期应监测中心静脉压。呼吸功能或心脏功能不全者可采用 Swan-Ganz 导管以监测肺动脉压、肺动脉楔压及混合静脉血氧分压等。

3）体液平衡：对于中等及较大手术，术后继续详细记录 24 小时出入量；对于病情复杂的危重患者，留置尿管，观察并记录每小时尿量。

4）其他：特殊监测项目需根据原发病及手术情况而定。如胰岛素瘤患.者术后需定时监测血糖、尿糖；颅脑手术后的患者监测颅内压及苏醒程度；血管疾病患者术后定时监测指（趾）端末梢循环状况等。

（4）静脉补液

由于手术的不显性液体丢失、手术创伤及术后禁食等原因，术后患者多需接受静脉输液直至恢复进食。术后输液的量、成分和输注速度，取决于手术的大小、器官功能状态和疾病严重程度。必要时遵医嘱输血浆、红细胞等，以维持有效循环血量。

（5）饮食护理

1）非腹部手术：视手术大小、麻醉方法及患者的全身反应而定。体表或肢体的手术，全身反应较轻者，术后即可进食；手术范围较大，全身反应明显者，待反应消失后方可进食。局部麻醉者，若无任何不适，术后即可进食。椎管内麻醉者，若无恶心、呕吐，术后 3~6 小时可进食；全身麻醉者，应待麻醉清醒，无恶心、呕吐后方可进食。一般先给予流质，以后逐步过渡到半流质或普食。

2）腹部手术：尤其消化道手术后，一般需禁食 24~48 小时，待肠道蠕动恢复、肛门排气后开始进食少量流质，逐步递增至全量流质，至第 5~6 日进食半流质，第 7~9 日可过渡到软食，第 10~12 日开始普食。术后留置有空肠营养管者，可在术后第 2 日自营养管滴入营养液。

（6）休息与活动

①休息：保持室内安静，减少对患者的干扰，保证其安静休息及充足的睡眠；②活动：早期活动利于增加肺活量、减少肺部并发症、改善血液循环、促进切口愈合、预防深静脉血栓形成、促进肠蠕动恢复和减少尿潴留的发生。原则上，大部分患者术后 24~48 小时内可试行下床活动。病情稳定后鼓励患者早期床上活动，争取在短期内起床活动，除非有特殊制动要求（如脊柱手术后）。鼓励并协助患者在床上进行深呼吸、自行翻身、四肢主动与被动活动等。活动时，固定好各导管，防跌倒，并予协助。

（7）引流管护理

区分各引流管放置的部位和作用，并做好标记，妥善固定。保持引流通畅，若引流液黏稠，可通过负压吸引防止堵塞；术后经常检查引流管有无扭曲、压迫或堵塞。观察并记录引流液的量、性状和颜色，如有异常及时通知医师。如使用引流瓶，注意无菌操作，每日更换一次连接管及引流瓶。熟悉各类引流管的拔管指征，并进行宣教：①置于皮下等浅表部位的乳胶片一般术后 1~2 日拔除；②烟卷引流一般术后 3 日拔除；③作为预防性引流渗血的腹腔引流管，若引流液甚少，可于术后 1~2 日拔除；若作为预防性引流渗液用，则需保留至所预防的并发症可能发生的时间后再拔除，一般为术后 5~7 日；④连接胸腔引流管于水封引流瓶，24 小时内引流量不超过 50~60ml，经物理诊断及胸部透视证实肺膨胀良好者，可于 36~48 小时内拔除；如为肺部手术，则需延至 48~96 小时拔除；⑤胃肠减压管在肠功能恢复、肛门排气后拔除。其他引流管视具体情况而定。

（8）手术切口护理

观察切口有无渗血、渗液，切口及周围皮肤有无发红及切口愈合情况，及时发现切口感染、切口裂开等异常。保持切口敷料清洁干燥，并注意观察术后切口包扎是否限制胸、腹部呼吸运动或指（趾）端血液循环。对烦躁、昏迷患者及不合作患儿，可适当使用约束带并防止敷料脱落。

缝线拆除时间根据切口部位、局部血液供应情况和患者年龄、营养状况决定。一般头、面、颈部为术后 4~5 日拆除，下腹部、会阴部为术后 6~7 日拆除，胸部、上腹部、背部和臀部为术后 7~9 日拆除，四肢为术后 10~12 日（近关节处可适当延长）拆除，减张缝线为术后 14 日拆除。青少年患者拆线时间可以适当缩短，年老、营养不良的患者拆线时间适当延迟，切口较长者先间隔拆线，1~2 日后再将剩余缝线拆除。用可吸收缝线行美容缝合者可不拆线。

（9）其他做好口腔、皮肤等基础护理，保持口腔、皮肤的清洁，预防感染。

2. 术后不适的护理

（1）切口疼痛

1）常见原因：麻醉作用消失后，患者开始感觉切口疼痛，在术后 24 小时内最剧烈，2~3 日后逐渐减轻。剧烈的疼痛可影响各器官的正常生理功能和休息，故需关心患者，并给予相应的处理和护理。

2）护理措施：①评估和了解疼痛的程度，采用口述疼痛分级评分法、数字疼痛评分法、视觉模拟疼痛评分法等。②观察患者疼痛的时间、部位、性质和规律。③鼓励患者表达疼痛的感受，简单解释切口疼痛的规律。④遵医嘱给予镇静、镇痛药，如地西泮、布桂嗪（强痛定）、哌替啶等。⑤大手术后 1~2 日内，可持续使用患者自控镇痛泵进行镇痛。患者自控镇痛（PCA）是指患者感觉疼痛时，通过按压计算机控制的微量泵按钮，向体内注射医师事先设定的药物剂量进行镇痛；给药途径以静脉、硬膜外最为常见，常用药物有吗啡、芬太尼、曲马多或合用非甾体类抗炎药等。⑥尽可能满足患者对舒适的需要，如协助变换体位，减少压迫等。⑦指导患者运用正确的非药物镇痛方法，减轻机体对疼痛的敏感性，如分散注意力等。

（2）发热

发热是术后患者最常见的症状。由于手术创伤的反应，术后患者的体温可略升高，变化幅度在 0.1~1℃，一般不超过 38℃，称之为外科手术热或吸收热，术后 1~2 日逐渐恢复正常。

1）常见原因：术后 24 小时内的体温过高（>39℃），常为代谢性或内分泌异常、低血压、肺不张和输血反应等。术后 3~6 日的发热或体温降至正常后再度发热，应警惕继发感染的可能，如手术切口、肺部及尿路感染。如果发热持续不退，要密切注意是否因更为严重的并发症所引起，如体腔内术后残余脓肿等。

2）护理措施：①监测体温及伴随症状。②及时检查切口部位有无红、肿、热、痛或波动感。③遵医嘱应用退热药物或物理降温。④结合病史进行胸部 X 线片、B 超、CT、切口分泌物涂片和培养、血培养、尿液检查等，寻找病因并针对性治疗。

（3）恶心、呕吐

1）常见原因：①最常见的原因是麻醉反应，待麻醉作用消失后症状常可消失。②开腹手术对胃肠道的刺激或引起幽门痉挛。③药物影响，常见的如环丙沙星类抗生素、单独静脉使用复方氨基酸、脂肪乳剂等。④严重腹胀。⑤水、电解质及酸碱平衡失调等。

2）护理措施：①呕吐时，头偏向一侧，及时清除呕吐物。②行针灸治疗或遵医嘱给予镇吐药物、镇静药物及解痉药物。③持续性呕吐者，应查明原因并处理。

（4）腹胀

1）常见原因：术后早期腹胀是胃肠蠕动受抑制所致，随胃肠蠕动恢复即可自行缓解。若术后数日仍未排气且兼有腹胀，可能是腹膜炎或其他原因所致的肠麻痹。若腹胀伴有阵发性绞痛、肠鸣音亢进，可能是早期肠粘连或其他原因所引起的机械性肠梗阻，应作进一步检查。

2）护理措施：①胃肠减压、肛管排气或高渗溶液低压灌肠等。②协助患者多翻身，下床活动。③遵医嘱使用促进肠蠕动的药物如新斯的明肌内注射。④若是因腹腔内感染，或机械性肠梗阻导致的腹胀，非手术治疗不能改善者，做好再次手术的准备。

（5）尿潴留

1）常见原因：①合并有前列腺增生的老年患者。②蛛网膜下隙麻醉后或全身麻醉后，排尿反射受抑制。③切口疼痛引起后尿道括约肌和膀胱反射性痉挛，尤其是骨盆及会阴部手术后。④手术对膀胱神经的刺激。⑤患者不习惯床上排尿。⑥镇静药物用量过大或低血钾等。对术后6~8小时尚未排尿或虽排尿但尿量较少者，应在耻骨上区叩诊检查，明确尿潴留。

2）护理措施：①稳定患者情绪，采用诱导排尿法，如变换体位、下腹部热敷或听流水声等。②遵医嘱采用药物、针灸治疗。③上述措施无效时在无菌操作下导尿，一次放尿不超过1000ml，尿潴留时间过长或导尿时尿量超过500ml者，留置导尿管1~2日。

（6）呃逆

1）常见原因：术后呃逆可能是神经中枢或膈肌直接受刺激所致，多为暂时性。

2）护理措施：①术后早期发生者，压迫眶上缘，抽吸胃内积气、积液。②遵医嘱给予镇静或解痉药物。③上腹部手术后出现顽固性呃逆者，要警惕吻合口漏或十二指肠残端漏、膈下积液或感染的可能，作超声检查可明确病因。一旦明确，配合医师处理。④未查明原因且一般治疗无效时，协助医师行颈部膈神经封闭治疗。

3. 术后并发症的观察与护理

（1）出血

1）常见原因：术中止血不完善、创面渗血未完全控制、原先痉挛的小动脉断端舒张、结扎线脱落、凝血功能障碍等是术后出血的常见原因。可发生于手术切口、空腔脏器及体腔内。

2）护理措施：①严密观察患者生命体征、手术切口，若切口敷料被血液渗湿，可怀疑为手术切口出血，应打开敷料检查切口以明确出血状况和原因。②注意观察引流液的性状、量和颜色变化。如胸腔手术后，若胸腔引流血性液体持续超过100ml/h，提示有内出血。③未放置引流管者，可通过密切的临床观察，评估有无低血容量休克的早期表现，如烦躁、心率增快（常先于血压下降）、尿量少、中心静脉压低于$5cmH_2O$（0.49kPa）等，特别是在输入足够的液体和血液后，休克征象仍未改善或加重，或好转后又恶化，都提示有术后出血。④腹部手术后腹腔内出血，早期临床表现不明显，只有通过密切的临床观察，必要时行腹腔穿刺，才能明确诊断。⑤少量出血时，一般经更换切口敷料、加压包扎或全身使用止血剂即可止血；出血量大时，应加快输液速度，遵医嘱输血或血浆，做好再次手术止血准备。

（2）切口裂开

多见于腹部及肢体邻近关节部位。常发生于术后1周左右或拆除皮肤缝线后24小时内。患者在一次突然用力或有切口的关节伸屈幅度较大时，自觉切口剧痛，随即有淡红色液体自切口流出，浸湿敷料。切口裂开可分为全层裂开和深层裂开而皮肤缝线完整的部分裂开。腹部切口全层裂开可有内脏脱出。

1）常见原因：营养不良使组织愈合能力差、缝合不当、切口感染或腹内压突然增高，如剧烈咳嗽、喷嚏、呕吐或严重腹胀等。

2）护理措施：①对年老体弱、营养状况差、估计切口愈合不良的患者，术前加强营养支持。②对估计发生此并发症可能性大的患者，在逐层缝合腹壁切口的基础上，加用全层腹壁减张缝线，术后用腹带适当加压包扎切口，减轻局部张力，延迟拆线时间。③及时处理和消除慢性腹内压增高的因素。④手术切口位于肢体关节部位者，拆线后避免大幅度动作。⑤一旦发生大出血，立即平卧，稳定患者情绪，避免惊慌，告知患者勿咳嗽和进食进饮；用无菌生理盐水纱布覆盖切口，用腹带轻轻包扎，与医师联系，立即送往手术室重新缝合；凡肠管脱出者，切勿将其直接回纳腹腔，以免引起腹腔感染。

（3）切口感染

1）常见原因：切口内留有无效腔、血肿、异物或局部组织供血不良，合并有贫血、糖尿病、营养不良或肥胖等。

2）护理措施：①术中严格遵守无菌技术原则、严密止血，防止残留无效腔、血肿或异物等。②保持伤口清洁、敷料干燥。③加强营养支持，增强患者抗感染能力。④遵医嘱合理使用抗生素。⑤术后密切观察手术切口情况。若术后3~4日，切口疼痛加重，切口局部有红、肿、热、压痛或波动感等，伴有体温升高、脉率加速和白细胞计数升高，可怀疑为切口感染。感染早期予局部理疗，使用有效抗生素；化脓切口需拆除部分缝线，充分敞开切口，清理切口后，放置凡士林油纱条（布）引流脓液，定期更换敷料，争取二期愈合；若需行二期缝合，做好术前准备。

（4）肺部感染

常发生在胸部、腹部大手术后，特别是老年患者、有长期吸烟史、术前合并急或慢性呼吸道感染者。

1）常见原因：术后呼吸运动受限、呼吸道分泌物积聚及排出不畅是引起术后肺部感染的主要原因。

2）护理措施：①保持病室适宜温度（18~22℃）、湿度（50%~60%），维持每日液体摄入量在2000~3000ml。②术后卧床期间鼓励患者每小时重复做深呼吸5~10次，协助其翻身、叩背，促进气道内分泌物排出。③教会患者保护切口和进行有效的咳嗽、咳痰的方法，即用双手按住季肋部或切口两侧以限制咳嗽时胸部或腹部活动幅度，保护手术切口并减轻因咳嗽震动引起的切口疼痛，在数次短暂的轻微咳嗽后，再深吸气用力咳痰，并间断深呼吸。④协助患者取半卧位，病情许可尽早下床活动。⑤痰液黏稠者予雾化吸入。⑥遵医嘱应用抗生素及祛痰药物。

（5）尿路感染

尿路感染常起自膀胱，若上行感染可引起肾盂肾炎。急性膀胱炎主要表现为尿频、尿急、尿痛，伴或不伴排尿困难，一般无全身症状。急性肾盂肾炎多见于女性，表现为畏寒、发热、肾区疼痛等。

1）常见原因：尿潴留、长期留置导尿管或反复多次导尿是术后尿路感染的常见原因。

2）护理措施：①术前训练床上排尿。②指导患者术后自主排尿。③出现尿潴留及时处理，若残余尿量在500ml以上，留置导尿管，并严格遵守无菌原则。④鼓励患者多饮水，保持尿量在1500ml/d以上。⑤观察尿液并及时送检，根据尿培养及药物敏感试验结果选用有效抗生素控制感染。

（6）深静脉血栓形成

多见于下肢。起初患者常感腓肠肌疼痛和紧束，或腹股沟区出现疼痛和压痛，继而出现下肢凹陷性水肿，沿静脉走行有触痛，可扪及条索变硬的静脉。一旦血栓脱落可引起肺动脉栓塞，导致死亡。

1）常见原因：①术后腹胀、长时间制动、卧床等引起下腔及髂静脉回流受阻（特别是老年及肥胖患者）、血流缓慢。②手术、外伤、反复穿刺置管或输注高渗性液体、刺激性药物等致血管壁和血管内膜损伤。③手术导致组织破坏、癌细胞的分解及体液的大量丢失致血液凝集性增加等。

2）护理措施：①加强预防：鼓励患者术后早期下床活动；卧床期间进行肢体的主动和被动运动；按摩下肢比目鱼肌和腓肠肌，促进血液循环；术后穿弹力袜以促进下肢静脉回流；对于血液处于高凝状态者，可预防性口服小剂量阿司匹林或复方丹参片。②正确处理：a. 严禁经患肢静脉输液，严禁局部按摩，以防血栓脱落。b. 抬高患肢、制动，局部 50% 硫酸镁湿热敷，配合理疗和全身性抗生素治疗。c. 遵医嘱输入低分子右旋糖酐和复方丹参溶液，以降低血液黏滞度，改善微循环。d. 血栓形成 3 日内，遵医嘱使用溶栓剂（首选尿激酶）及抗凝剂（肝素、华法林）进行治疗。

（7）压疮

是术后常见的皮肤并发症。

1）常见原因：术后患者由于切口疼痛、手术特殊要求需长期卧床，局部皮肤组织长期受压，同时受到汗液、尿液、各种引流液等的刺激以及营养不良、水肿等原因，导致压疮的发生率较高。

2）护理措施：①积极采取预防措施：定时翻身，每 2 小时翻身 1 次；正确使用石膏、绷带及夹板；保持患者皮肤及床单清洁干燥，使用便盆时协助患者抬高臀部；协助并鼓励患者坚持每日进行主动或被动运动，鼓励早期下床；增进营养。②去除致病原因。③小水疱未破裂可自行吸收；大水疱在无菌操作下用注射器抽出疱内液体，再用无菌敷料包扎。④浅度溃疡用透气性好的保湿敷料覆盖；坏死溃疡者，清洁创面、去除坏死组织、保持引流通畅。

（8）消化道并发症

常见急性胃扩张、肠梗阻等并发症。腹腔手术后胃肠道功能的恢复往往需要一定时间。一般肠道功能的恢复在术后 12~24 小时开始，此时可闻及肠鸣音；术后 48~72 小时整个肠道蠕动可恢复正常，肛门排气、排便。预防措施：①胃肠道手术前灌肠、留置胃管。②维持水、电解质和酸碱平衡，及早纠正低血钾、酸中毒等。③术后禁食、胃肠减压。④取半卧位，按摩腹部。⑤尽早下床活动。

4. 心理护理

加强巡视，建立相互信任的护患关系，鼓励患者说出自身想法，明确其所处的心理状态，给予适当的解释和安慰；满足其合理需要，提供有关术后康复、疾病方面的知识，帮助患者缓解术后不适；帮助患者建立疾病康复的信心，告知其配合治疗与护理的要点；鼓励患者加强生活自理能力，指导患者正确面对疾病及预后。

【健康教育】

1. 休息与活动

保证充足的睡眠，活动量从小到大，一般出院后 2~4 周可从事一般性工作和活动。

2. 切口处理

一般情况下，头面、颈部切口在术后 3~5 天拆线，胸部、上腹部、背部、臀部手术 7~9 天拆线，下腹部、会阴部手术 5~7 天拆线，四肢手术 10~12 天拆线，减张缝线 14 天后拆除，年老体弱或营养不良、糖尿病者适当延迟拆线时间，拆线后切口部位可用无菌纱布覆盖 1~3 天，以保护局部皮肤。若带有开放性伤口出院者，应将其到门诊换药的时间、次数向患者及其家属交代清楚。

3. 康复锻炼

告知患者康复锻炼的知识，指导术后康复锻炼的具体方法。

4. 饮食与营养

恢复期患者合理摄入均衡饮食，避免辛辣刺激食物。

5. 用药指导

术后继续药物治疗者，应嘱咐患者遵医嘱按时、按量服药。肿瘤患者定期接受放疗和化疗。

6. 复诊

一般手术患者术后 1~3 个月门诊随访 1 次，了解康复过程和切口愈合情况。如有发现伤口引流物有异味、切口红肿或异常腹痛、腹胀、肛门停止排气、排便等应及时就诊。

第五章 营养支持患者的护理

第一节 肠内营养

肠内营养经口或喂养管提供维持人体代谢所需要的营养素的一种方法。与肠外营养相比，肠内营养的优点除体现在营养素的吸收、利用更符合生理、给药方便和费用低廉外，还有助维持肠黏膜结构和屏障功能的完整性。因此，凡胃肠道功能正常，或存在部分功能者，应首选肠内营养。

【适应证】

自然营养摄入不足，应首选肠内营养。实施肠内营养的必要条件是必须最少有100cm空肠或150cm回肠具备完整的消化吸收功能。凡有营养支持指征、有胃肠道功能并可利用的患者都可接受肠内营养支持。肠内营养的适应证包括：①吞咽和咀嚼困难。②意识障碍或昏迷、无进食能力者。③消化道疾病稳定期，如消化道瘘、短肠综合征、炎性肠疾病和胰腺炎等。④高分解代谢状态，如严重感染、手术、创伤及大面积灼伤患者。⑤慢性消耗性疾病。

【禁忌证】

肠梗阻、活动性消化道出血、严重肠道感染、腹泻及休克均系肠内营养的禁忌证；吸收不良者当慎用。

【肠内营养制剂】

为适合机体代谢的需要，肠内营养制剂的成分均很完整，包括人体所需的全部营养素。制剂分粉剂及溶液两种，前者需加水。两种溶液的最终浓度为24%，可供能量4.18kJ（lkcal/ml）。临床常用的肠内营养制剂见表5-1。

表5-1 临床常用的肠内营养制剂

制剂	主要成分	热量
安素	麦芽糖糊精，酪蛋白，植物脂肪	每听400g，总热量7531kJ
能全素	水解玉米淀粉，酪蛋白，玉米油	每听430g，总热量8368kJ
百普素	短肽链水解蛋白及氨基酸	每袋126g，总热量2067kJ
爱伦多	复合氨基酸	每袋80g，总热量1255kJ
能全力	麦芽糖糊精，酪蛋白，植物脂肪，大豆多糖纤维	每瓶500ml，总热量2092kJ
瑞素	酪蛋白，大豆蛋白，大豆油和椰子果油，麦芽糖糊精	每瓶500ml，总热量2092kJ
瑞高	同瑞素，但蛋白质、能量密度高	每瓶500ml，总热量3138kJ
瑞代（糖尿病专用型）	能量构成：糖占53%，脂肪占32%，蛋白质占15%；糖来源：70%蜡质谷物淀粉，30%果糖	能量密度：3765kj/L
瑞能（肿瘤患者专用）	50%以上脂肪供能	能量密度：5434kj/L

其他：要素饮食制剂、合成低渣饮食、天然混合食物（搅拌、粉碎并混入消化剂）等，容量、浓度逐日增加，要求经3~4天适应期后达到全量。

肠内营养制剂根据其组成可分为完全型肠内营养、不完全型肠内营养及特殊应用肠内营养3大类。

1.完全型肠内营养

（1）非要素肠内营养

1）匀浆肠内营养：采用天然食物经捣碎器捣碎制成。匀浆肠内营养的残渣较高，适用于消化道功能正常的患者。

2）整蛋白为氮源基础的肠内营养：此种肠内营养的氮源为酪蛋白等整蛋白，适用于有部分肠道功能的患者。

（2）要素肠内营养：是以氨基酸混合物或蛋白质水解物为氮源，以不需消化或很易消化的糖类为能源，混以矿物质、维生素及少量提供必需脂肪酸的脂肪的完全肠内营养，适用于消化功能减弱的患者。

2.不完全型肠内营养

即组件式肠内营养，包括：①糖类组件。②蛋白质组件。③脂肪组件。④维生素及矿物质组件。不完全型肠内营养目前国内应用不多。

3.特殊应用肠内营养

用于特殊情况下以达到治疗与营养支持双重目的的肠内营养。分为两类：一类系根据遗传或代谢性疾病的特点设计，较少见。另一类系根据某些疾病，如肝、肾衰竭患者的代谢特点而设计，目的在于将衰竭脏器的代谢负荷减至最低或纠正脏器功能障碍所致的代谢异常。

【给予途径】

肠内营养的输入途径主要取决于患者胃肠道解剖的连续性、功能的完整性、肠内营养实施预计时间、有无误吸可能等因素。常用的途径有口服、鼻胃管、鼻肠管、胃造口、空肠造口等多种途径。多数患者经口摄入受限或不足而采用管饲。

1.经鼻胃管或胃造瘘

鼻胃管通常用于仅需短期肠内营养支持、胃肠功能良好的患者。胃造瘘可在术时或经皮内镜（PEG）放置，适用较长时期肠内营养支持的患者。

2.经鼻肠管或空肠造瘘

适用于胃功能不良、误吸危险性较大或消化道手术后必须胃肠减压、又需长期肠内营养支持者。鼻肠管有单腔和双腔之分，前者为临床常用，后者较少应用。双腔鼻肠管中的一个管腔开口于鼻肠管的中段，用作胃肠减压；另一管腔开口于鼻肠管的尖端，用作营养治疗。空肠造瘘，包括针刺置管空肠造瘘（NCT）常在伴随腹部手术时实施。近年来，经皮内镜空肠造瘘（PEJ），因能在门诊患者中实施而使需长期肠内营养但无须手术的患者得益。

【给予方式】

1.灌注法

常用于胃肠功能较好者，将混合奶用大注射器或合金注射器推入。每日4~6次，每次200~350ml，总量1500~2500ml。温度以38~40C较好，注入速率不宜太快，如漏斗式灌注，注入速率以每分钟65~70ml较合适。开始灌饲量要少，逐渐加量，待患者无不适感觉，适应后再增加至所需数量。灌注后，注入少量温水冲洗喂养管，以防蛋白质在管中凝固。此种方法类似正常饮食间隔时间，较为常用。

2.间歇重力滴注

将混合奶置于带盖吊瓶内经计滴室及输注管与喂养管相连，缓慢滴入（每分钟30ml），每次持续 30~60 分钟，每次 250~500ml，每日 4~6 次，多数患者可耐受。此法优点是较连续输注有更多的活动时间。

3. 连续滴注法

装置与间歇重力滴注相同，将混合奶装入输液瓶内，通过喂养管缓慢滴注每小时 150~250ml，每分钟 50 滴，持续 12~24 小时，每日总量可达 2000~2500ml。可配置蠕动泵辅助，使输注速率均匀，防止饲管被黏稠混合奶阻塞。此法适用于消化吸收功能差或十二指肠空肠近端造瘘的危重患者。

【并发症】

因营养剂选择或配制不合理、营养液污染、耐受性差或护理不当等因素而产生肠内营养并发症，包括机械性并发症、感染性并发症、胃肠道并发症和代谢性并发症。

1. 机械性并发症

主要与喂养管的放置、柔软度、位置和护理有关。

（1）鼻咽部和食管黏膜损伤：常因喂养管质硬、管径粗、置管时用力不当或放置时间较长，压迫损伤鼻咽部黏膜所致。

（2）喂养管阻塞：常见原因：①营养液未调匀。②药丸未经研碎即注入喂养管。③添加药物与营养液不相容，形成凝结块。④营养液较黏稠，输注时流速缓慢，黏附于管壁。⑤管径太细。

2. 感染性并发症

（1）误吸致吸入性肺炎：多见于经鼻胃管喂养者。原因：①胃排空迟缓。②喂养管移位。③体位不当，营养液反流。④咳嗽和呕吐反射受损。⑤精神障碍。⑥应用镇静药及神经肌肉阻滞药。

（2）腹膜炎：偶见因空肠造瘘管滑入游离腹腔及营养液流入而并发急性腹膜炎。

3. 胃肠道并发症

是肠内营养治疗时最多见的并发症，包括恶心、呕吐、腹胀、腹痛、便秘和腹泻等，其中最常见的是腹泻。原因：①营养液的浓度、温度及输注速度不合适。②营养液的渗透压过高或营养液被污染。③低蛋白血症致肠黏膜水肿。④抗生素治疗致肠内菌群失调。

4. 代谢性并发症

如高血糖或水、电解质代谢紊乱，但因胃肠道具有缓冲作用而较少发生。

【护理评估】

1. 健康史

（1）疾病和相关因素：评估患者近期的饮食情况，如饮食习惯和食欲有无改变，有无明显厌食，饮食种类和进食量；是否因检查或治疗而需禁食，禁食的天数。有无额外丢失；是否存在消化道梗阻、出血、严重腹泻或因腹部手术等而不能经胃肠道摄食的病症或因素。

（2）既往史：评估患者近期或既往有无消化系统手术史、较大的损伤、灼伤、严重感染或慢性消耗性疾病，如结核、癌症等。

2. 身体状况

（1）局部：评估患有无腹部胀痛、恶心呕吐、腹泻、压痛、反跳痛和肌紧张等腹膜炎体征。

（2）全身：评估患者生命体征是否平稳，有无腹部胀痛、休克、脱水或水肿征象。

3. 心理-社会状况

评估患者及家属对营养支持重要性和必要性的认知程度，及其对营养支持的接受程度和对营养支持费用的承受能力。

【护理诊断】

1. 有误吸的危险

与胃排空障碍、喂养管位置、患者意识和体位等有关。

2. 有胃肠动力失调的危险

与不能经口摄食、管饲、患者不耐受等有关。

3. 有皮肤完整性受损的危险

与留置喂养管有关。

4. 潜在并发症

感染。

【护理措施】

1. 明确肠内营养输入途径

经肠内营养支持的途径很多，外科手术后患者留置的各种引流管也很多，在肠内营养输注前一定要了解各管道的部位、目的和作用，注意各种管道进入体内的位点，而且还应知道其管端所在的部位。同样是鼻饲管，有的管端是位于胃内（鼻胃管），有的是位于十二指肠（鼻十二指肠管），有的则是位于空肠上段（鼻肠管），有的患者可以使用两根胃管或两根造口管，因导管末端所在位置不同，其作用也不同。因此严防将引流减压管误作肠内营养喂养管。

2. 预防误吸

（1）选择合适的体位：根据喂养管位置及病情，置患者于合适的体位。伴有意识障碍、胃排空迟缓、经鼻胃管或胃造瘘输注营养液者应取半卧位，以防反流、误吸。经鼻肠管或空肠造瘘管滴注者可取随意卧位。

（2）估计胃内残留量：在每次输注肠内营养液前及期间，每间隔4小时抽吸并估计胃内残留量，若残留量大于100~150ml，应延迟或暂停输注，必要时加用胃动力药物，以防胃潴留引起反流而致误吸。

（3）病情观察：若患者突然出现呛咳、呼吸急促或咳出类似营养液的痰，应疑有喂养管移位并致误吸的可能，应鼓励和刺激患者咳嗽，以利排出吸入物和分泌物，必要时经气管镜清除误吸物。

3. 减少胃肠道不适

（1）控制营养液的浓度和渗透压：营养液浓度和渗透压过高，可引起胃肠道不适、恶心、呕吐、肠痉挛和腹泻。因此，应从低浓度开始，再根据胃肠道适应程度逐步递增，如能量密度从2.09kJ/ml（0.5kcal/ml），渐增至4.18kj/ml（1kcal/ml）或更高。

（2）控制输注量和速度：营养液宜从少量开始，250~500ml/d，5~7日内逐渐到全量。容量和浓度的交错递增将更有益于患者对肠内营养的耐受。输注速度以20ml/h起，视适应程度逐步加速并维持滴速为100~120ml/h。以输液泵控制滴速为佳。

（3）调节营养液的温度：营养液的温度以接近体温为宜，过烫可能灼伤胃肠道黏膜，过冷则刺激胃肠道，引起肠痉挛、腹痛或腹泻。可在喂养管近端自管外加热营养液，但需防止烫伤患者。

（4）避免营养液污染、变质：粉剂肠道内营养应避光、密闭，室温保存，有效期24个月。营养液应用洁净的容器配制，已冲调好的营养液应放在冰箱中，4℃条件下最多存放24小时。乳剂肠道内营养不得冷冻，应在25℃以下，密闭保存，有效期18个月。开启后最多可在冰箱内（2~10℃）保存24小时。如每日连续输注营养液应每24小时更换输注管道1次。

（5）伴同药物的应用：某些药物，如含镁的抗酸药、电解质等可致肠痉挛和渗透性腹泻，须经稀释后再经喂养管注入。

4. 保持喂养管通畅，位置准确

（1）妥善固定喂养管：如置鼻胃管或鼻肠管，应将其妥善固定于面颊部；做胃或空肠造瘘时，应用缝线将之固定于腹壁；在喂养管进入鼻腔或腹壁处应做好标记，每4小时检查1次，以识别喂养管有无移位。若患者突然出现腹痛、胃或空肠造瘘管周围有类似营养液渗出或腹腔引流管流出类似营养液的液体，应怀疑造瘘管移位、营养液进入游离腹腔。除立即停输营养液，尽可能清除或引流出渗漏的营养液外，应用抗生素以避免继发性感染。

（2）避免喂养管扭曲、折叠、受压：告知患者卧床、翻身时应避免挤压喂养管。

（3）定时冲洗喂养管：输注营养液前、后，连续管饲过程中每间隔4小时及特殊用药前后，都应用20~30ml温开水或生理盐水冲洗喂养管，药丸经研碎、溶解后直接注入喂养管，以免与营养液不相容而凝结成块黏附于管壁，从而堵塞管腔。

5. 保护黏膜、皮肤

长期留置鼻胃（肠）管者，可因其压迫鼻咽部黏膜而产生溃疡，应每日用油膏涂拭润滑鼻腔黏膜。胃、空肠造瘘者应保持造瘘口周围皮肤干燥、清洁。

6. 病情监测

严密观察病情，准确记录24小时出入水量，尤其是尿量及胃肠道丢失量；严密监测血、尿、电解质变化，及时发现、纠正水电解质平衡的紊乱；观察糖代谢状况，遵医嘱监测血糖、尿糖，发现异常及时处理。

7. 心理护理

在开始实施肠内营养时可因出现腹胀、腹泻等并发症使患者不愿继续治疗，尤其是有些患者在开始进行肠内营养时需要反复尝试，容易产生厌烦心理。因此，在实施肠内营养时应先告诉患者营养支持的重要性，解释治疗过程中可能出现的并发症；在治疗过程中及时与患者交流，了解其感受和心理状况，出现并发症及时处理，针对不同情况因人施护，使患者积极配合，顺利完成肠内营养治疗。

【健康教育】

1. 告知患者肠内营养的重要性和必要性，降低自行拔管的风险。

2. 告知患者术后恢复经口饮食是循序渐进的过程，指导患者和家属饮食护理的内容，保持均衡饮食。

3. 指导携带喂养管出院的患者及家属掌握居家喂养和自我护理方法。

第二节　肠外营养

肠外营养是通过静脉为无法经胃肠道摄取或摄取的营养物不能满足自身代谢需要的患者提供包括氨基酸、脂肪、碳水化合物、维生素及矿物质在内的营养素，以抑制分解代谢，促进合成代谢并维持结构蛋白的功能。所有营养素完全经肠外获得的营养支持方式称为全肠外营养（TPN）。

肠外营养中可调节补液配方，纠正体液丢失、电解质紊乱。避免可能出现的胃肠内营养并发症。肠外营养是可靠的提供营养的途径，能很快达到所需的热量、蛋白质量及比例，能短时间纠正营养不良的状况，相对方便，患者容易接收。

【适应证】

凡不能或不宜经口摄食超过 5~7 日的患者，都是肠外营养的适应证。营养不良者的术前应用、消化道瘘、急性坏死性胰腺炎、短肠综合征、严重感染与败血症、大面积烧伤，以及肝、肾衰竭等。在上述情况下，肠外营养支持已成为疾病治疗的基本措施，实践证明了它的有效性，是肠外营养支持的强指征。另一种情况是虽然应用了肠外营养支持，但其效果至今尚未被充分证明。其中最为典型的就是肠道炎性疾病及恶性肿瘤患者的营养支持，目前尚需更多的研究予以证实。

【禁忌证】

1. 胃肠功能正常、适应肠内营养或 5 日内可恢复胃肠功能者。

2. 不可治愈、无存活希望、临终或不可逆昏迷患者。

3. 需急诊手术、术前不可能实施营养支持者。

4. 心血管功能障碍或严重代谢紊乱需要控制者。

【肠外营养制剂】

1. 葡萄糖

葡萄糖是肠外营养的主要能源物质。机体所有器官、组织都能利用葡萄糖能量，补充 100g/24h 就有显著的节省蛋白质的作用。葡萄糖来源丰富、价格低廉也是其优点，而且可以通过血糖、尿糖测定来监测其利用情况，相当方便，但是也存在不少问题。首先是用于肠外营养的葡萄糖往往是高浓度的，25% 及 50% 溶液的渗透压分别高达 1262mOsm/L 及 2525mOsm/L，不可能经周围静脉输注，否则很易产生血栓性静脉炎。其次是机体利用葡萄糖的能力有限，大约是每分钟 6mg/kg，过量或过快的输入可能导致高血糖、糖尿，甚至高渗性非酮性昏迷。再者，过多的糖还可在体内转化为脂肪，沉积在器官组织内（特别是肝脏），引起器官功能损害。故每日葡萄糖的供给总量不宜超过 300~400g，占总能量的 50%~60%。为促进合成代谢和葡萄糖的利用，可按比例添加胰岛素。

2. 脂肪乳剂

（1）长链脂肪乳剂（LCT）：含油酸、亚油酸、亚麻酸，由 16~20 个碳原子构成碳链的三酰甘油酯，在营养支持中提供能量和必需脂肪，在代谢过程中需卡尼汀（肉毒碱）作为辅助因子才能进入细胞内的线粒体中。临床常用制剂为 20%、30% 英脱利匹特，每毫升供能分别为 8.37U、12.55kJ。

（2）中链脂肪乳剂（MCT）：碳链由 6~12 个碳原子构成。其优点是不需卡尼汀参与而能迅速从血中清除并在肝细胞内氧化而生成酮体，为脑组织和肌组织提供能量。

（3）混合脂肪乳剂：由 LCT 与 MCT 混合而成，如力能 MCT（费森尤斯），lipfondine（力保肪宁）的混合比例为 1：1。

（4）结构脂肪乳剂：将等摩尔数的长链三酰甘油和中链三酰甘油混合后在一定的条件下进行水解和酯化反应后形成的混合物，其中约 75% 为混合链三酰甘油。如力文（华瑞），结构脂肪乳供能均衡，患者耐受性好。

（5）ω-3 鱼油脂肪乳剂：具有高含量的单不饱和脂肪酸。用于创伤、败血症及危重患者，作为辅助治疗型药物调节重症患者的炎症反应，降低炎症反应程度，维持或重建内环境的稳定。

3. 氨基酸

目前临床上常用的氨基酸制剂 7% 凡命注射液、8.5%、11.4% 乐凡命注射液每 1000ml 含氨量分别为 9.4g、14g、18g。近年进入临床应用的力肽为临床营养领域多年重点研究的结晶，弥补了 TPN 中谷氨酰胺的缺乏。该制剂为丙氨酰—谷氨酰胺双肽溶液，20% 的力肽 100ml 含 20gN–（2）–L– 丙氨酰 – 谷氨酰胺（8.2g 丙氨酸和 13.46g 谷氨酰胺）。

4. 电解质

肠外营养时所使用的电解质制剂，除了已熟悉的 10% 氯化钾、10% 氯化钠、10% 葡萄糖酸钙和 25% 硫酸镁之外，磷制剂是独特的电解质溶液。磷与能量代谢和蛋白质合成密切相关，肠外营养时忽视磷的补充可发生低磷血症，轻者表现为肌肉酸痛、无力，重者出现神志恍惚、白细胞功能紊乱和血小板减少。

5. 维生素

为使用方便，用于肠外营养的维生素都是复方制剂，且每支各种维生素的含量都是成人的每日正常需要量，非常安全。例如水乐维他含 9, 种水溶性维生素（维生素 B$_1$、维生素 B$_2$、维生素 B$_6$、维生素 B$_{12}$、烟酰胺、泛酸、维生素 H、维生素 C、叶酸）的每日需要量。维他利匹特含脂溶性维生素（维生素 A、维生素 D、维生素 E、维生素 K）的每日需要量。由于体内有储备，短期的肠外营养可不必补充脂溶性维生素。

6. 微量元素

复方微量元素制剂含：铬、铜、锰、钼、硒、锌、氟、碘。每支含量也是成人每日正常需要量。

7. 生长激素

除了上述肠外营养的常用制剂外，生长激素虽然目前临床上应用甚少，但其对肠外营养的积极作用已相当肯定。基因重组的人生长激素具有明显的促合成代谢作用，对于特殊患者（高分解代谢状态、肠瘘等）同时应用生长激素能增强肠外营养的效果。但应严格掌握指征及疗程。

【给予途径】

选择最合适的肠外营养输注途径取决于患者的血管穿刺史、静脉解剖条件、凝血状态、预期使用肠外营养的时间、护理的环境（住院与否）以及原发疾病的性质等因素。住院患者最常选择短暂的外周静脉或中心静脉穿刺插管；非住院环境的长期治疗患者，以经外周静脉或中心静脉置管，或植入皮下的输液盒最为常用。

1. 经外阁静脉的肠外营养途径

适应证为：①短期肠外营养

（<2 周）、营养渗透压低于 1200mOsm/L 者。②中心静脉置管禁忌或不可行者。③导管感染或脓毒症者。

2. 经中心静脉的肠外营养途径

（1）适应证：肠外营养超过 2 周、营养液渗透压高于 1200mOsm/L 者。

（2）置管途径：经颈内静脉、锁骨下静脉或上肢的外周静脉达上腔静脉。

3. 经中心静脉置管皮下埋置导管输液

【给予方式】

1. 全营养混合液（TNA）

肠外营养所提供的营养素种类繁多，从生理角度而言，这些物质经充分混合后再输入是最合理的。即将每日所需的营养物质，在无菌条件下按次序混合装入由聚合材料制成的输液袋或玻璃容器后再输注。

（1）TNA 液配制程序

①将电解质、微量元素、胰岛素和水溶性维生素加入葡萄糖或氨基酸液中。②磷酸盐加入

另一瓶氨基酸液中。③脂溶性维生素加入脂肪乳剂中。④在层流无菌台将①、②两种混入 3L 塑料袋中。⑤最后将脂肪乳剂混入 3L 袋中。

（2）TNA 液的优点

①以较佳的热氮比和多种营养素同时进入体内，增加节氮效果。②简化输液过程，节省护理时间。③降低代谢性并发症的发生率。④减少污染机会。为简化操作，部分药厂已采用批量化生产的办法制造出双腔袋或三腔袋，分别盛有含微量元素和维生素的碳水化合物溶液、氨基酸和脂肪乳剂，中间有隔膜，互不接触。使用时只要稍加挤压，即可推开隔膜而混合成"全合一"营养液。配制方便，使用简单，保存时间延长，如华瑞公司的三腔袋卡文（Kabiven），产品配方能满足多数稳定患者的需要，对于少数危重患者配方则需要考虑其个体化问题。

2. 单瓶输注

在无条件以 TNA 方式输注时，可以单瓶方式输注。但由于各营养素非同步输入可造成某些营养素的浪费。此外，若单瓶输注葡萄糖或脂肪乳剂，可因单位时间内进入体内的葡萄糖或脂肪酸量较多而增加代谢负荷甚至并发与此相关的代谢性并发症。故单瓶输注时氨基酸与非蛋白质能量溶液应合理间隔输注。

【并发症】

1. 技术性并发症

（1）气胸

是最常见的并发症，多见于老年、体弱者。经锁骨上途径穿刺锁骨下静脉，穿刺点距肺尖胸膜很近，很容易伤及。而穿刺颈内静脉则较少发生气胸。

（2）动脉损伤

主要是锁骨下动脉的裂伤，甚少发生。注意穿刺针方向在水平位上不要超过 10°。

（3）血胸

刺破锁骨下静脉血流入胸膜腔所致。

（4）纵隔血肿

常发生于有凝血功能障碍者。

（5）神经损伤

穿刺针致臂丛神经损伤。

（6）胸导管损伤

罕见。

（7）液胸

中心静脉导管错误置入而未发现，以致输液进入胸膜腔。

（8）空气栓塞

是最严重的并发症。空气可在穿刺置管过程中或导管接头脱开时逸入，一旦发生，后果严重，甚至导致死亡。

（9）导管栓塞

发生在穿刺置管不成功，拔出导管（穿刺针未拔出）时导管被针头斜面割断而掉入静脉。

（10）锁骨下静脉血栓形成

中心静脉置管的后期并发症。表现为上肢、颈部的肿胀、疼痛。

（11）血栓性浅静脉炎

多发生于经外周静脉营养支持时。主要原因：①输液的血管腔小，高渗营养液不能得到及时稀释，化学性损伤血管内皮。②置有导管的静脉跨越关节时，导管与静脉壁的碰触致静脉受到机械性损伤。输注部位可见静脉呈条索状变硬、红肿、触痛，少有发热现象。

2. 感染性并发症

主要是导管性和肠源性感染。随着护理水平的提高，导管性感染的发生率明显下降，但肠源性感染的临床意义已引起高度重视。

（1）穿刺部位感染

一般于置管数日或数周后出现，表现为穿刺部位红肿、压痛。若处理不当，可成为全身性感染的原发灶，关键在于加强局部护理。

（2）导管性感染或脓毒症

常见原因为患者免疫力低下，静脉穿刺置管、局部护理和营养液配制时无菌操作技术不严等。当临床出现难以解释的发热、寒战、反应淡漠或烦躁不安，甚至休克时，应疑有导管性感染或脓毒症。

（3）肠源性感染

全胃肠外营养患者可因长期禁食，胃肠道黏膜缺乏食物刺激和代谢燃料致肠黏膜结构及屏障功能受损、通透性增加而导致肠内细菌易位和内毒素吸收，并发全身性感染。故提倡尽可能应用肠内营养或在肠外营养时增加经口饮食机会。

3. 代谢性并发症

（1）非酮性高渗性高血糖性昏迷

常见原因：①单位时间内输入过量葡萄糖。②胰岛素相对不足。临床主要表现为血糖升高（22.2~33.6mmol/L）、渗透性利尿（>1000ml/h）、脱水、电解质紊乱、中枢神经系统功能受损，甚至昏迷。

（2）低血糖性休克

由于突然停输高渗葡萄糖溶液或营养液中胰岛素含量过多所致。临床表现为心率加快、面色苍白、四肢湿冷、乏力，严重者有休克表现。

（3）高脂血症或脂肪超载综合征

脂肪乳剂输入速度过快或总量过多，可发生高脂血症。当临床出现发热、急性消化道溃疡、血小板减少、溶血、肝脾大、骨骼肌肉疼痛等症状时，应疑为脂肪超载综合征并立即停输脂肪乳剂。

（4）肝胆系统损害

主要表现为肝脏酶谱异常、肝脂肪变性和淤胆等，可能与长期禁食、配方不合适或胆盐缺乏有关。

【护理评估】

1. 健康史

（1）疾病和相关因素，如患者的饮食和胃肠道功能：评估患者近期的饮食情况，如有无明显厌食，饮食种类和进食量；因检查或治疗所需禁食的天数。患者的胃肠道有无功能、能否利用，可利用的部位或程度。有无额外丢失和急、慢性消耗性疾病；有无肝胆系统或其他代谢性疾病；有无水、电解质代谢紊乱等内环境失衡现象。

（2）既往史：评估患者既往有无较大的手术、损伤或其他慢性疾病史。

2. 身体状况

（1）局部：评估患者周围静脉显露是否良好，颈部和锁骨上区皮肤有无破损，有无气管切开或其他影响静脉穿刺（置管）的因素。

（2）全身：评估患者的生命体征是否平稳，有无脱水或休克等征象。

3. 心理－社会状况

评估患者及家属对肠外营养支持重要性和必要性的认知程度及对相关知识的了解程度，及其对肠外营养支持费用的承受能力。

【护理诊断】

潜在并发症

气胸、血管损伤、胸导管损伤、空气栓塞、导管移位、感染、糖代谢紊乱、肝功能异常、血栓性静脉炎等。

【护理措施】

1. 静脉导管的护理

（1）严格无菌操作，保持置管口敷料清洁干燥，置管口每日或隔日1次更换敷料。如气温高、出汗多，敷料有潮湿，应及时更换。

（2）输液管道每日更换，衔接处固定牢固。输液完毕后用等渗盐水5~10ml或0.1%肝素稀释液2~5ml封管，防止导管堵塞，肝素帽每周更换1次。

（3）外周静脉置入中心静脉导管用于为患者提供中期至长期的静脉输液治疗（7日~1年）；经外周静脉营养支持的套管针留置时间以3~5日为宜。

2. 导管并发症的护理

（1）气胸、血胸、血管神经损伤：可在置管后即刻与置管后24小时内发生。因此，要严密观察患者生命体征与局部情况，了解患者的主诉，如胸闷、呼吸困难、肢体活动障碍等，及时发现，及时做出处理。气胸的临床处理视严重程度分别予以观察、胸腔抽气或胸腔闭式引流。血管损伤表现为出血或血肿形成时，应立即退针、局部压迫。

（2）脓毒血症：当出现不能以其他原因解释的发热时，应及时拔除导管并做血及导管尖端的细菌培养，留剩余液送培养。适当给予抗生素，对症处理，重新建立静脉通路。

（3）空气栓塞：可因输液瓶内药液输完未及时更换，输液管接头松脱、静脉导管断裂而引起。护理中应勤加巡视、多检查、严密观察。接头处要妥善固定，输液瓶内药液将完毕时及时更换。现采用3L塑料袋将营养液混合输注，使这一并发症的发生率降低。

（4）静脉炎、静脉栓塞：可因导管、高渗液与感染等而发生，病变可累及锁骨下静脉或上腔静脉。患者表现局部肿痛、上肢、颈、面部皮肤发绀，颈静脉怒张等现象，应及时发现，及时处理，即刻抽血送培养，经导管造影后拔除导管，并给予抗凝治疗。

3. 肠外营养输注的护理

（1）按时按量均匀完成输液量：每小时输液量不宜较计划输入量多于或少于10%，防止过快或过慢。过快可出现高糖高渗性非酮性昏迷、高渗性利尿，氨基酸输入过快可发生恶心、呕吐等胃肠道症状。过慢则完不成一日的输入量，达不到每日热量的要求，包括电解质等的输入。时快时慢均可使能量利用受到影响。

（2）严格无菌技术：Y形管输注如抗生素、白蛋白等小瓶液体时应严格消毒。输液途中需静脉推注药物时应在输液导管末端的Y形处严格消毒后再行穿刺推药。更换肝素帽时在其衔接处应严格消毒后再旋上新换的肝素帽。

4. TNA液的保存和输注的护理

TNA液所含成分达几十种，常温、长时间搁置或其内过多添加2价或3价阳离子可使某些成分降解、稳定性下降或产生颗粒沉淀。因此，TNA液配制后若暂时不输，应保存于4℃冰箱内，并在 24 小时内输完。为避免降解，TNA 液内不宜添加其他治疗用药，如抗生素等；水溶性维生素宜在输注时加入 TNA 液。TNA 液输注系统和输注过程应保持连续性，期间不宜中断，以防污染。

5. 肠外营养的监测

（1）全身情况：有无脱水、水肿、发热、黄疸等。

（2）血清电解质、血糖及血气分析：开始时每日监测，3 日后视情况稳定每周测 1~2 次。

（3）肝肾功能测定：每 1~2 周 1 次。

（4）营养指标：包括体重、淋巴细胞计数、血清蛋白、转铁蛋白、前清蛋白测定，每 1~2 周 1 次。有条件时测氮平衡。

6. 应用生长激素的护理

在应用生长激素的过程中，药物的剂量要准确，一是因为药品价格昂贵，二是为了保证治疗的准确性。生长激素在抽吸时要用 1ml 或 2ml 注射器，将瓶内的药液吸尽，排气时勿使药液外溢，以确保剂量准确，并严格按时给药。

【健康教育】

1. 相关知识

告知患者及家属合理输注营养液及控制输注速度的重要性，不能自行调节速度；告知保护静脉导管的方法，避免翻身、活动、更衣时导管脱出。

2. 尽早经口进食或肠内营养

当患者胃肠功能恢复或允许进食情况下，鼓励患者经口进食或行肠内营养，以降低和防治 PN 相关并发症。

3. 出院指导

制定饮食计划，指导均衡营养，定期到医院复诊。

第六章 外科感染患者的护理

第一节 浅部组织的化脓性感染

一、痈

痈是多个相邻毛囊及其所属皮脂腺或汗腺的急性化脓性感染，或由多个疖融合而成。致病菌多为金黄色葡萄球菌，由于有多个毛囊同时发生感染，痈比疖的急性炎症浸润范围大，对全身的不良影响较重。病变常使表面皮肤血运障碍甚至坏死，亦常累及深层皮下结缔组织而较易向外扩展。由于自行破溃常较慢，常使感染沿皮下组织向外周扩展。

【临床表现】

1.早期表现为皮肤小片暗红硬肿，其中可有多个脓点，疼痛较轻。

2.随着病情进展，皮肤硬肿范围扩大，局部疼痛加剧，全身症状加重；脓点增大增多，中心处破溃流脓、组织坏死脱落，疮口呈蜂窝状如同"火山口"。

3.病灶周围可出现浸润性水肿，区域淋巴结肿大，局部皮肤因组织坏死可呈现紫褐色。

4.患者多伴有寒战、高热、食欲减退、乏力等全身症状。

5.严重者可致全身化脓性感染而危及生命。

6.唇痈容易引起颅内化脓性海绵状静脉窦炎。

【辅助检查】

1.血常规检查

细菌感染者的血白细胞计数及中性粒细胞比例明显升高。

2.血糖和尿糖检查

检测血糖和尿糖可了解糖尿病患者的血糖控制程度。

3.脓液细菌培养及药物敏感试验

可明确致病菌和敏感的抗生素。

【治疗原则】

1.全身治疗

及时使用抗菌药物，可选用磺胺甲基异恶唑加甲氧嘧啶或青霉素、红霉素等抗菌药物，以后根据细菌培养和药物敏感试验结果选药。糖尿病者，根据病情控制饮食同时给予胰岛素治疗等。

2.局部处理

（1）初期处理与疖肿相同，用3%碘酊涂擦局部有较好的杀菌效果。用50%硫酸镁湿敷，有促进水肿消退、炎症吸收等作用。

（2）当有组织坏死或脓肿形成时，应做广泛切开，清除坏死组织或脓液，切口内用碘仿纱条压塞，起止血和引流作用。

（3）切口每日换药处理，待创面肉芽形成后植皮。

【护理评估】

1. 健康史

了解疾病的发生、发展过程。

2. 身体状况

（1）局部情况：了解痈的部位、皮肤有无变色、质地如何，压痛是否明显，有无脓头，是否有脓栓形成等。

（2）全身情况：评估患者发病时有无畏寒、发热、全身不适的症状，目前状况如何等；评估患者是否存在基础病如糖尿病、贫血、年老体弱等。

3. 心理 – 社会状况

了解患者及其家属对疾病及预后的认知程度，评估患者及家属有无焦虑、恐惧心理等。

【护理诊断】

1. 体温过高

与病菌感染有关。

2. 疼痛

与炎症刺激有关。

3. 潜在并发症

脓毒症。

4. 知识缺乏

缺乏预防感染的知识。

【护理措施】

1. 注意个人卫生，保持疖/痈周围皮肤清洁，防止感染扩散。

2. 结合疾病的具体情况，向患者宣传教育自防知识。①面部疖肿者，不宜挤压，防止引起化脓性海绵窦栓塞症而危及生命。②不随意搔抓炎症部位。

3. 伴有全身反应的患者，注意休息，给予高热量、高蛋白质,高维生素饮食,提高人体抵抗力,促进愈合。

4. 脓肿切开引流者，及时更换敷料，严格无菌操作，促进愈合。

5. 局部采用金黄散，50% 硫酸镁冷湿敷，以促进炎症局限。

6. 严密观察病情变化，寒战时注意保暖，高热时给予物理降温，鼓励患者多饮水，促进毒素的排出。

【健康教育】

1. 注意个人日常卫生，保持皮肤清洁，做到勤洗澡、勤换内衣、洗头、理发、剪指甲，注意消毒剃刀等。

2. 对免疫力差的老年人及糖尿病患者应加强防护。

二、疖

疖是单个毛囊及其周围组织的急性化脓性感染。病原菌以金黄色葡萄球菌为主，偶可由表皮葡萄球菌或其他病菌所致。常发生于毛囊和皮脂腺丰富的部位，如颈、头、面部、背部、腋部、腹股沟部及会阴部和小肠。

【临床表现】

初起时，局部皮肤出现红、肿、疼的小硬结，以后逐渐增大呈锥形隆起。数日后，结节中央组织坏死、软化，红、肿、痛范围扩大，触之稍有波动，中心出现黄白色的脓栓，继而脓栓脱落、破溃流脓，炎症逐渐消失而愈合。

　　疖一般无明显的全身症状。但若发生在血液丰富的部位，或全身抵抗力减弱时，可有全身不适、畏寒、发热、头痛和厌食等毒血症状。尤其是面部上唇周围和鼻部"危险三角区"的疖如被挤压或处理不当，病菌可沿内眦静脉和眼静脉向颅内扩散，引起化脓性海绵状静脉窦炎，眼部及其周围出现进行性肿胀，患者可有寒战、高热、头痛甚至昏迷等症状，病情严重，可危及生命。

　　【辅助检查】

　　1.血常规检查

　　发热患者的血常规检查可见白细胞计数和中性粒细胞比例增高。

　　2.脓液细菌培养

　　将疖的脓液作细菌培养及药物敏感试验可明确致病菌种类。

　　【治疗原则】

　　1.疖以局部治疗为主，有时需辅以全身抗菌药物。

　　2.疖一般需辅以抗菌药物及应用自体或多价疫苗治疗。

　　3.早期未破溃时切忌挤压，局部可用热敷或药物外敷（如20%鱼石脂软膏等）。

　　4.对已有脓头、尚未破溃者可以行切开引流，但对面部疖应避免切开。

　　【护理评估】

　　1.健康史

　　了解疾病的发生、发展过程。

　　2.身体状况

　　（1）局部情况：了解疖的部位、皮肤有无变色，质地有无硬肿，压痛是否明显，触之有无波动感，有无脓栓，是否破溃流脓等。

　　（2）全身情况：评估患者发病时有无全身不适、畏寒、发热、头痛和厌食等毒血症状，目前状况如何等表现。

　　【护理诊断】

　　1.有感染扩散的危险

　　与局部和全身抵抗力低下有关。

　　2.潜在并发症

　　颅内化脓性海绵状静脉窦炎。

　　3.知识缺乏

　　缺乏预防感染的知识。

　　【护理措施】

　　1.向患者讲解疖的自我护理知识。保持疖周围皮肤清洁，以防止感染扩散。避免挤压未成熟的疖感染灶，尤其"危险三角区"的疖，避免感染扩散引起颅内化脓性感染。

　　2.对于疖、痈等感染发生在"危险三角区"的患者，注意观察有无颅内海绵状静脉炎表现，如寒战、发热、头痛、呕吐、意识异常甚至昏迷。

　　3.脓肿切开引流者，应及时更换敷料，换药，促进切口愈合。

　　【健康教育】

　　1.注意个人日常卫生，保持皮肤清洁，做到勤洗澡、勤换内衣、洗头、理发、剪指甲，注意消毒剃刀等。

2. 对免疫力差的老年人及糖尿病患者应加强防护。

3. 疖出现后应及时治疗，以免加重。

三、急性蜂窝织炎

急性蜂窝织炎是皮下、筋膜下、肌间隙或深部疏松结缔组织的急性、弥漫性、化脓性感染。常见致病菌为溶血性链球菌和金黄色葡萄球菌，少数由厌氧菌和大肠杆菌引起。近年厌氧菌感染和混合感染有明显的增加趋势。

1. 一般性皮下蜂窝织炎

表现为局部明显红肿、疼痛，向四周迅速扩散不易局限，病变区与正常皮肤无明显界限，病变中央常因缺血而发生坏死。病变位于较疏松的组织时，疼痛较轻；深部感染者，局部表现多不明显，但有表面组织水肿和深部压痛，全身症状明显。

2. 产气性皮下蜂窝织炎

致病菌以厌氧菌为主。多发生在会阴部或下腹部。病变主要局限于皮下结缔组织，不侵犯肌层。病变进展快，局部可触及皮下捻发音，蜂窝组织和筋膜出现坏死，且伴进行性皮肤坏死，脓液恶臭，全身症状严重。

3. 新生儿皮下坏疽

多发生在背部、臀部等经常受压的部位。

4. 颌下急性蜂窝织炎

此类蜂窝织炎可发生喉头水肿和气管受压，引起呼吸困难，甚至窒息。

【辅助检查】

1. 血常规检查

可见白细胞计数和中性粒细胞比例增多。

2. 脓肿穿刺或脓液涂片

抽得脓液或脓性分泌物可作涂片检查或做细菌培养及药敏试验。

【治疗原则】

1. 全身治疗

注意休息，加强营养，必要时给予镇痛退热药物。应用磺胺药或广谱抗生素，合并厌氧菌感染者加用甲硝唑。

2. 局部治疗

早期一般性蜂窝织炎，可以 50% 硫酸镁湿敷，或敷以金黄膏、鱼石脂膏等，若形成脓肿切开引流；颌下急性蜂窝织炎，及早切开减压，以防喉头水肿，压迫气管；其他各型皮下蜂窝织炎，可在病变处做多个小切口，用浸有药液的湿纱条引流；对产气性皮下蜂窝织炎，伤口可用 3% 过氧化氢冲洗和湿敷。

【护理评估】

1. 健康史

了解疾病的发生、发展过程。

2. 身体状况

（1）局部：感染灶的部位、性质及脓液情况。

（2）全身：了解患者有无寒战、高热、呼吸困难等表现。

3. 心理 – 社会状况

了解患者及家属对疾病及预后的认知程度，有无焦虑、恐惧心理等。

【护理诊断】

1. 体温过高

与病菌感染有关。

2. 疼痛

与炎症刺激有关。

3. 潜在并发症

窒息。

【护理措施】

1. 一般护理

注意休息、加强营养,给予高热量、高维生素和高蛋白质饮食,注意个人卫生,保持皮肤清洁。

2. 发热护理

体温过高者给予物理降温或遵医嘱药物降温,做好皮肤护理,出汗后及时擦干更衣,防止着凉。鼓励患者多饮水,必要时静脉补液,记录 24 小时出入水量,密切观察体温变化。

3. 疼痛护理

患者患处制动,若为肢体发病者,可抬高患肢,以促进静脉回流,减轻局部肿胀而缓解疼痛。

4. 呼吸护理

特殊部位,如口底、颌下、颈部等蜂窝织炎,取半卧位,并观察有无呼吸困难,甚至窒息等症状,警惕喉头水肿,做好吸氧、气管插管等急救准备。

5. 用药护理

(1)对创面分泌物进行细菌培养和药物敏感试验,针对病菌适时、合理应用抗生素。

(2)厌氧菌感染者,注意观察 3% 双氧水溶液冲洗创面和湿敷后的效果。

6. 心理护理

介绍疾病发生原因及其转归,使患者及家属对疾病有一定的了解,减轻其焦虑、恐惧情绪。

【健康教育】

指导患者平时重视皮肤的清洁卫生,避免损伤。皮肤受伤要及早处理,及时治疗皮肤的化脓性病变。老人和婴儿抗感染能力较弱,应注意生活料理。及时发现及时治疗。

四、丹毒

丹毒是指病原菌(常为 β 溶血性链球菌)自皮肤或黏膜微小破损处入侵,引起的皮肤及皮内网状淋巴管的急性炎症。其好发于下肢和面部。丹毒属于由细菌感染引起的急性化脓性真皮炎症。其病原菌是 A 族乙型溶血性链球菌,多由皮肤或黏膜破伤而侵入,但也可由血行感染。

【临床表现】

1. 局部出现红色斑块、鲜红,用手指轻压可褪色。表面紧张发亮,边界较清晰,严重者可发生水疱,常伴有局部淋巴结肿大。

2. 全身症状明显,有发冷、高热及全身不适、头痛等症状。

3. 复发性丹毒引起慢性淋巴水肿,下肢反复发作可导致淋巴管阻塞,组织增厚,导致象皮肿。

【辅助检查】

1. 实验室检查

血常规检查可见白细胞总数或中性粒细胞增多,血沉加快,抗链球菌溶血素增多。

2. 组织病理检查

可见真皮高度水肿,毛细血管及淋巴管扩张,结缔组织肿胀,中、小动脉内皮细胞肿胀。

管腔为纤维蛋白栓塞，真皮及扩张的淋巴管中有弥漫的炎性细胞浸润（以中性粒细胞为主），有时可见链球菌，水肿严重时可见表皮内水肿或大疱。

【治疗原则】

1. 全身治疗

患者应卧床休息并及时对症治疗，抗生素以青霉素疗效最好，需持续用药2周左右，磺胺类药亦能取得良好的疗效，根据病情必要时可与青霉素同时应用。

2. 复发性慢性丹毒的治疗

如患者为复发性慢性丹毒，应检查足趾等处有无足癣，检查鼻前庭及外耳道等处有无感染病灶，并给予相应的处理。对复发性丹毒抗菌药物应用的时间要适当延长。还可用小剂量X线照射，每次50~100rad（0.5~1Gy），每2周1次，共3~4次。

3. 局部治疗

患肢抬高，可用适量芙蓉或蒲公英叶捣烂外敷，或用醋酸铝溶液或依沙吖啶（雷夫奴尔）溶液湿敷，可减轻充血程度及疼痛，肢体部有淋巴水肿时，可试用透明质酸酶或皮质类固醇激素混合液做皮内注射。

【护理评估】

参见"急性蜂窝织炎"的相关内容。

【护理诊断】

参见"急性蜂窝织炎"的相关内容。

【护理措施】

参见"急性蜂窝织炎"的相关内容。

【健康教育】

参见"急性蜂窝织炎"的相关内容。

五、急性淋巴管炎及淋巴结炎

急性淋巴管炎是指病菌经破损的皮肤、黏膜，或其他感染灶侵入淋巴管，引起淋巴管及其周围组织的急性炎症。急性淋巴管炎波及所属淋巴结时，即为急性淋巴结炎。浅部急性淋巴结炎好发于颈部、腋窝和腹股沟，也可见于肘内侧或腘窝等处。致病菌主要有乙型溶血性链球菌、金黄色葡萄球菌等。浅部急性淋巴结炎可化脓或形成脓肿。浅部急性淋巴管炎发生在皮下结缔组织层内，沿集合淋巴管蔓延，很少发生局部组织坏死或化脓。

【临床表现】

1. 急性淋巴管炎

（1）网状淋巴管炎

又称丹毒，起病急，患者有畏寒、发热、头痛、全身不适等症状。皮肤出现鲜红色片状红疹，略隆起，中间颜色稍淡，周围较深，边界清楚。局部有烧灼样疼痛，红肿区可有水疱，附近淋巴结常肿大、有触痛，感染加重可导致全身性脓毒症。丹毒可复发，下肢丹毒反复发作可引起淋巴水肿，甚至发展成"象皮肿"。

（2）管状淋巴管炎

分为深、浅两种。皮下浅层急性淋巴管炎，表现为伤口近侧表皮下有一条或多条"红线"，质硬有压痛。皮下深层淋巴管炎无"红线"表现，但可出现患肢肿胀，有条形压痛区。两种淋巴管炎都可引起畏寒、发热、头痛、乏力、全身不适、食欲减退等全身症状。

2. 急性淋巴结炎

轻者仅有局部淋巴结肿大、触痛，与周围组织分界清楚，多能自愈。重者可有多个淋巴结肿大，可融合形成肿块，疼痛加重，表面皮肤发红发热，并伴有全身症状。淋巴结炎可发展为脓肿，脓肿形成时有波动感，少数可破溃流脓。

【辅助检查】

1. 血常规检查

可见白细胞计数和中性粒细胞增多。

2. 脓液细菌培养

严重淋巴结炎形成脓肿时，穿刺抽得脓液做细菌培养及药物敏感试验。

【治疗原则】

主要是对原发病灶的处理。应用抗菌药物、休息和抬高患肢，均有利于早期愈合。急性淋巴结炎形成脓肿时，应做切开引流。

【护理评估】

参见"急性蜂窝织炎"的相关内容。

【护理诊断】

参见"急性蜂窝织炎"的相关内容。

【护理措施】

参见"急性蜂窝织炎"的相关内容。

【健康教育】

参见"急性蜂窝织炎"的相关内容。

第二节　手部急性化脓性感染

一、甲沟炎与脓性指头炎

甲沟炎是甲沟或其周围组织的感染，常发生在微小刺伤、挫伤、逆剥新皮倒刺或指甲剪得过深等损伤后，致病菌主要为金黄色葡萄球菌。脓性指头炎是手指末节掌面皮下组织的化脓性感染，常发生于指尖或指末节皮肤受伤后，也可由甲沟炎加重所致，致病菌主要为金黄色葡萄球菌。

【临床表现】

1. 甲沟炎

常先发生在一侧甲沟皮下，开始时，出现红、肿、痛，炎症可自行或经过治疗后消退，也可迅速化脓。脓液自甲沟一侧可蔓延至甲根部或对侧甲沟，形成半环形脓肿。若未及时切开排脓，感染向深层蔓延可形成指头炎或指甲下脓肿，此时可见指甲下有黄白色脓液，指甲与甲床分离。若处理不当，可发展为慢性甲沟炎或指骨骨髓炎。甲沟炎多无全身症状。

2. 脓性指头炎

早期表现为指头发红、轻度肿胀、针刺样疼痛，继而肿胀加重、疼痛剧烈。当指动脉受压时，疼痛转为搏动性跳痛，患指下垂时加重，剧痛常使患者烦躁、彻夜不眠。此时多伴有全身症状，如发热、全身不适、白细胞计数升高等。感染进一步加重时，局部组织缺血坏死，神经末梢因受压和营养障碍而麻痹，指头疼痛反而减轻，皮色由红转白。若治疗不及时，常可引起指骨缺血性坏死，形成慢性骨髓炎，伤口经久不愈。

【辅助检查】

1. 实验室检查

血常规检查可见白细胞计数和中性粒细胞比例增加。

2.X 线摄片

感染手指的 X 线摄片可明确有无指骨坏死。

【治疗原则】

1. 甲沟炎

早期局部热敷、理疗，外敷鱼石脂软膏、金黄膏等，应用磺胺类药或抗生素。已有脓液时，可在甲沟处纵行切开引流。如甲床下已积脓，应将指甲拔去，或将脓腔上的指甲剪去。拔甲时，注意避免损伤甲床，以免日后新生指甲发生畸形。

2. 脓性指头炎

初发生时，应悬吊前臂平置患手，避免下垂以减轻疼痛。给予青霉素等抗菌药物，患指外敷金黄膏等。一旦出现跳痛、明显肿胀，及时切开减压和引流，以免发生指骨坏死和骨髓炎，不能等到波动出现后才手术。

【护理评估】

1. 健康史

了解患者手部创伤的时间、部位及经过。

2. 身体状况

（1）局部：了解患肢疼痛的部位、性质、肿胀程度，指关节的活动情况，手部功能是否受限及受限程度等。

（2）全身：评估患者有无寒战、高热、全身不适等情况。

3. 心理 - 社会状况

了解患者对疾病拟采取的治疗方案和预后的认知程度，以及对医院环境的适应情况等。

【护理诊断】

1.体温过高

与细菌感染有关。

2.疼痛

与炎症刺激、局部组织肿胀、压迫神经纤维有关。

3.潜在并发症

指骨坏死。

【护理措施】

1.维持正常体温

（1）严密监测体温、脉搏变化，高热时给予物理或药物降温。

（2）协助治疗，局部给予热敷、理疗，外敷中、西药等，促进炎症消退；行脓肿切开引流者，保持脓腔引流通畅。必要时应用抗菌药物。

（3）保证休息和睡眠，多饮水，摄入高能量、高蛋白、含丰富维生素的饮食，提高患者的抗感染能力。

（4）遵医嘱，及时合理使用抗菌药物。

2. 缓解疼痛

患指制动并抬高，以促进静脉和淋巴回流，减轻局部充血、水肿，缓解疼痛。创面换药时，动作轻柔、避免加重疼痛。敷料紧贴于创面者，可先用等渗盐水浸透敷料后再换药；必要时换药前适当应用镇痛剂以减轻疼痛。

3. 观察病情

（1）观察伤口渗出物和引流液颜色、性状及量的变化。及时更换浸湿的敷料，保持敷料清洁、干燥。

（2）密切观察患手的局部症状，观察有无局部肿胀、疼痛和肤色改变；注意有无感染扩散的征象。

【健康教育】

1. 告知患者日常保持手部清洁，加强劳动保护，预防手损伤。

2. 重视手部任何微小的损伤，伤后应用络合碘消毒，无菌纱布包扎，以防发生感染。

3. 手部轻度感染应及早就诊。

二、急性化脓性腱鞘炎、滑囊炎与手掌深部间隙感染

化脓性腱鞘炎、滑囊炎和手掌深部间隙感染均为手掌深部化脓性感染，致病菌多为金黄色葡萄球菌。急性化脓性腱鞘炎主要指屈指肌腱鞘炎，常因手掌部的刺伤或邻近组织的感染蔓延所致。手背部的伸指肌腱鞘炎少见。滑囊炎可由腱鞘炎蔓延而来，也可因手掌面刺伤引起。急性手掌深部间隙感染可以由腱鞘炎蔓延或直接刺伤所致。

【临床表现】

1. 全身表现

病情发展迅速，24 小时后症状即很明显，患者有发热、头痛、食欲减退、脉搏增快、呼吸急促、全身不适和血白细胞升高等。化脓性腱鞘炎和掌深间隙感染均可致病变组织压力升高，可继发肘内或腋窝淋巴结肿痛。

2. 局部表现

（1）腱鞘炎

患指呈明显的均匀性肿胀，指关节仅能轻微弯曲，被动伸直可引起剧烈疼痛。若治疗不及时，鞘内脓液积聚，压力将迅速增高，以致肌腱发生坏死，患指功能丧失。感染也可蔓延到掌侧深部，导致肌腱坏死而丧失手指功能。

（2）滑囊炎

桡侧化脓性滑囊炎常继发于拇指腱鞘炎，表现为大鱼际和拇指腱鞘区肿胀、压痛；拇指肿胀、微屈、不能外展和伸直。尺侧滑囊炎多继发于小指腱鞘炎，表现为小鱼际和小指腱鞘区肿胀、压痛；小指和环指呈半屈曲状，被动伸指可引起剧痛。

（3）掌深间隙感染

包括掌中间隙感染和鱼际间隙感染。掌中间隙感染时，掌心凹消失，呈肿胀、隆起状，皮肤紧张、发白、压痛明显，手背部水肿严重；中指、环指和小指呈半屈状，被动伸指可引起剧痛。鱼际间隙感染时，掌心凹存在，大鱼际和拇指指蹼处肿胀并有压痛；食指半屈，拇指外展略屈，活动受限不能做对掌运动，被动伸指可致剧痛。

【辅助检查】

1. 血常规检查

可见白细胞计数和中性粒细胞比例升高。

2. 超声波检查

手掌的超声波检查可显示肿胀腱鞘和积存的液体。

【治疗原则】

早期局部理疗，外敷鱼石脂软膏、金黄膏等，平置或抬高患侧手指和手臂以减轻疼痛。感染严重者，应及时切开减压及引流，并积极应用抗菌药物。

【护理评估】

参见"甲沟炎与脓性指头炎"的相关内容。

【护理诊断】

1. 疼痛

与炎症刺激、局部肿胀致神经纤维受压有关。

2. 体温过高与细菌感染有关。

3. 疼痛

与炎症刺激、局部组织肿胀、压迫神经纤维有关。

4. 潜在并发症

肌腱坏死、手功能障碍。

5. 知识缺乏

缺乏预防感染的知识。

【护理措施】

参见"甲沟炎与脓性指头炎"的相关内容。

【健康教育】

参见"甲沟炎与脓性指头炎"的相关内容。

第三节　全身性外科感染

全身性感染是指致病菌侵入人体血液循环，并在体内生长繁殖或产生毒素而引起严重的全身性症状，通常指脓毒血症和菌血症。脓毒血症是指有全身性炎症反应表现，如体温、循环、呼吸等明显改变的外科感染的统称。菌血症是脓毒血症的一种,在此基础上血培养检出致病菌者，称为败血症。

全身性感染多继发于严重创伤继发感染和各种化脓性感染，常见致病菌是金黄色葡萄球菌和革兰阴性杆菌。

全身性感染时的病原菌、病原菌产生的毒素及其介导的多种炎症介质都可对机体造成损害。感染如得不到控制，可引起全身脏器受损和功能障碍，甚至发生感染性休克、多器官功能不全综合征等。

【临床表现】

全身性感染包括原发感染病灶、全身炎症反应和器官灌注不足三个方面。其共性临床表现是：①骤起寒战，继之高热，体温可高达 40~41℃，老年人及衰弱患者可出现体温不升（低于36℃）。②头痛、头晕、恶心、呕吐、腹胀、腹泻、面色苍白或潮红、出冷汗，神志淡漠、谵妄甚至昏迷。③心率加快、脉搏细数、呼吸急促或困难。④肝脾可肿大，严重者出现黄疸或皮下出血瘀斑等。

如病情发展，感染未能控制，可出现感染性休克及发展为多器官功能不全乃至衰竭。

【辅助检查】

1. 血常规检查

白细胞计数明显升高或降低、中性粒细胞核左移、幼稚型粒细胞增多，出现中毒颗粒。多数患者有贫血征象，且呈进行性加重趋势。

2. 血生化检查

可有不同程度的酸中毒、代谢失衡和肝、肾受损征象，血脂和血糖水平也可发生异常。

3. 细菌学检查

患者寒战、发热时采血进行细菌或真菌培养，较易发现致病菌。

4. 尿常规检查

可见蛋白、血细胞、酮体和管型等。

5. 影像学检查

X线、B超、CT等检查，有助于转移性脓肿的诊断，也有助于对原发感染灶的情况做出判断。

【治疗原则】

采用综合治疗措施，重点是处理原发感染灶。

1. 及时彻底处理原发感染灶

包括清除坏死组织和异物、消除无效腔、充分引流脓肿等。对暂时不明确原发感染灶者，全面检查。

2. 应用抗菌药物

在未获得细菌培养结果之前，可先根据原发感染灶的性质，尽早、足量、联合应用两种以上的抗菌药物，以后再根据细菌培养及药物敏感试验结果予以调整。对真菌性脓毒症，应停用广谱抗菌药物，改用针对性强的抗真菌药物，并全身应用抗真菌药物。

3. 支持疗法

补充血容量、输注新鲜血、纠正低蛋白血症等。控制高热、纠正电解质紊乱和维持酸碱平衡等。治疗原有的全身性疾病，如糖尿病等。

【护理评估】

1. 健康史

了解患者发病的时间、经过及发展。

2. 身体状况

（1）局部：了解原发感染灶的部位、性质及其脓液性状。

（2）全身：了解患者有无寒战、高热、头痛、头晕、恶心、呕吐、腹胀、酸碱失衡、感染性休克等，有无血压、脉搏、面色、神志等改变。

3. 心理－社会状况

了解患者及家属的心理状态，评估他们对疾病拟采取的治疗方案、预后的认识程度，对医院环境的适应情况等。

【护理诊断】

1. 体温过高

与病菌感染有关。

2. 营养失调：低于机体需要量

与机体分解代谢升高有关。

3. 潜在并发症

感染性休克、水电解质代谢紊乱。

【护理措施】

1. 一般护理

关心体贴患者，给患者及家属心理安慰和支持；严格执行无菌技术，注意避免并发其他感染；营养支持，通过肠内或肠外途径提供足够的营养；患者卧床休息，提供安静舒适的环境，保证患者充分休息和睡眠；氧气吸入，以提高组织器官氧浓度。

2. 病情观察

（1）严密观察患者的面色、神志、生命体征等病情变化，如有异常及时通知医师。

（2）严密监测体温变化，高热患者给予物理或药物降温，鼓励患者多饮水，进食易消化高热量、高维生素饮食，以补充能量消耗。寒战、高热时做血液细菌或真菌培养，以确定致病菌。

3. 用药护理

（1）在未获得细菌培养结果前，根据原发感染灶的性质及时有效地联合应用足够剂量的抗生素。

（2）根据细菌培养及药物敏感试验结果，调整使用有效抗生素。

（3）对于真菌性脓毒症，应尽量停用广谱抗生素，改用有效的针对性强的抗生素，并全身应用抗真菌药物。

4. 并发症的观察与防治

（1）感染性休克：密切观察病情，若发现意识障碍、体温降低或升高、脉搏及心率加快、血压下降、呼吸急促、面色苍白或发绀、尿量减少、白细胞计数明显增多等感染性休克表现，及时报告医师，配合抢救，置患者于合适体位、建立输液通道、吸氧等。

（2）水电解质代谢紊乱：注意观察患者有无皮肤弹性降低、尿量减少或血细胞比容增高等缺水表现，定时监测血电解质变化，发现异常及时报告医师，配合处理。高热和大量出汗患者，若病情许可，鼓励其多饮水；遵医嘱及时补充液体和电解质。

【健康教育】

1. 注意劳动保护，避免损伤。

2. 注意个人卫生，保持皮肤清洁。

3. 加强饮食卫生，避免肠源性感染。

4. 有感染病灶存在时应及时就医，防止感染进一步发展。应尽早查明并适当处理隐匿的病灶。

5. 加强营养、体育锻炼，增强机体抵抗力。

第四节　有芽孢厌氧菌感染

一、破伤风

破伤风是一种急性特异性感染。除了可能发生在各种创伤后，还可能发生于不洁条件下分娩的产妇和新生儿。病菌为破伤风杆菌。破伤风发生受细菌的毒力、细菌的数量、机体的免疫力、伤口缺氧等因素所影响。

【临床表现】

1. 临床分期

（1）潜伏期

通常为 7~8 日，最短 24 小时，最长可达数月。潜伏期越短，预后越差。新生儿破伤风常在断脐后 7 日左右发病，故俗称"七日风"。

（2）前驱期

表现为乏力、头晕、头痛、咀嚼无力、张口不便、烦躁不安、打呵欠，局部肌肉发紧、酸痛、反射亢进等。以张口不便为主要特征。

（3）发作期

典型症状是在肌肉紧张性收缩（肌强直、发硬）的基础上，呈阵发性强烈痉挛，通常最先受影响的肌群是咀嚼肌，出现咀嚼不便、张口困难，甚至牙关紧闭；病情进一步加重出现苦笑面容、颈项强直、角弓反张。膈肌受影响时表现为通气困难，甚至呼吸暂停。在肌肉紧张性收缩的基础上，任何轻微的刺激，如光线、声音、碰触、饮水等，均可诱发全身肌群强烈的阵发性痉挛。发作时，患者口吐白沫、大汗淋漓、呼吸急促、口唇发绀、流涎、牙关紧闭、磨牙、头颈频频后仰，手足抽搐不止。每次发作持续数秒或数分钟不等，间歇时间长短不一。发作时患者意识清楚，十分痛苦。

2. 并发症

（1）强烈肌痉挛可致肌肉断裂，甚至骨折。

（2）膀胱括约肌痉挛可引起尿潴留。

（3）持续呼吸肌群和膈肌痉挛可致呼吸骤停，甚至窒息。

（4）肌痉挛及大量出汗可导致水电解质、酸碱平衡失调，严重者可发生心力衰竭。患者死亡的主要原因为窒息、心力衰竭或肺部感染。

病程一般为 3~4 周，自第 2 周起症状缓解，肌紧张和反射亢进可持续一段时间。部分患者在恢复期间还可出现一些精神症状，如幻觉、言语或行动错乱等，多能自行恢复。

【辅助检查】

伤口渗出物涂片检查

可发现破伤风杆菌。

【治疗原则】

1. 一般治疗

患者应住单间并隔离，以避免医源性交叉感染，室内必须安静，遮蔽强光，同时避免非必要的刺激性治疗和护理。病情严重者安排专人护理。床旁备专用抢救车、气管切开包、吸引器、氧气等物品。

2. 中和毒素

破伤风确诊后，应立即给予破伤风抗毒素（TAT）5 万单位加入 5% 葡萄糖溶液 500~1000ml 静脉滴注。此外，肌内注射 2 万 ~5 万单位，创口周围注射 1 万 ~2 万单位。以后每日肌内注射 1 万 ~2 万单位，连续 5~7 天，总剂量可以根据病情轻重和潜伏期长短而定。用药前应做皮肤过敏试验，如为阳性，应予脱敏注射法。如此脱敏注射法仍引起过敏反应，则改用人体破伤风免疫球蛋白（TIG）深部肌内注射（3000~6000 单位）。如无抗毒血清或 TIG 而对 TAT 过敏时，可抽取已获破伤风自动免疫且血型相同的人血液 200~400ml 静脉滴注。

3. 控制和解除痉挛

（1）病情较轻者可给予地西泮、水合氯醛等。

（2）病情重者，给予氯丙嗪、异丙嗪、哌替啶。

（3）严重抽搐不能控制者可用硫喷妥钠，要警惕喉头痉挛。在已行气管切开患者中使用较安全。

（4）肌肉松弛剂应在麻醉医师的配合和控制呼吸条件下应用。用药过程中均应警惕血压下降。

4. 气管切开治疗

有喉痉挛者，早行气管切开；切开后须保证气道通畅和清洁；气管内每日滴抗生素，雾化吸入，无菌吸痰，定期更换气管导管。合并肺感染者，需行痰细菌培养和药敏，合理选择抗生素治疗。

5. 抽搐治疗

抽搐严重不能控制者，可在呼吸机控制呼吸下使用肌松剂。

6. 伤口处理

积极进行合理的伤口处理，以清除毒素来源：①创口处理应在应用抗毒素及使用有效镇静药物后，在局麻下进行。②手术应简单迅速，只需剪除坏死组织，取出异物或做切开引流，不宜做复杂或过于广泛的手术。如创口已愈合则不应清创。③创口不应缝合，但可松填浸透3%过氧化氢或1：5000高锰酸钾溶液的敷料，并经常更换。④手术时如有痉挛发作，应暂停操作，以免加重刺激，同时设法控制痉挛。

7. 营养支持

能经口进食者给高热量、多蛋白、维生素含量高、易消化吸收的流质膳食；张口困难者可用鼻饲，严重者可用全胃肠外营养（TPN），同时纠正维持水电解质平衡和治疗其他并发症。

8. 抗生素治疗

应用抗生素（常用青霉素和灭滴灵），有利于杀灭破伤风杆菌。

【护理评估】

1. 健康史

了解患者的发病经过，尤其是其发病前的创伤史、深部组织感染史、近期分娩史及预防接种史。

2. 身体状况

（1）局部：了解患者发病的前驱症状、典型症状，推断疾病的严重程度及预后情况。

（2）全身：评估患者的呼吸形态，呼吸困难程度等，了解患者排尿情况和其他脏器功能。

3. 心理－社会状况

了解患者的紧张、焦虑、恐惧表现和程度，患者及家属对本病的认知程度和心理承受能力等。

【护理诊断】

1. 有窒息的危险

与持续性呼吸肌痉挛、误吸、痰液堵塞气道有关。

2. 有受伤害的危险

与强烈的肌痉挛有关。

3. 有体液不足的危险

与反复肌痉挛消耗、大量出汗有关。

4. 潜在并发症

肺不张、肺部感染、尿潴留、心力衰竭等。

【护理措施】

1. 一般护理

（1）病室环境：将患者安置于隔离室，病室安静、遮光，温度为15~20℃，湿度约60%，配备急救药品和物品，以便及时处理一些严重并发症，如窒息、呼吸困难等。

（2）病情监测：设专人护理，每4小时测量体温、脉搏、呼吸1次，根据需要测血压。患者抽搐发作时，观察、记录发作的次数、时间、症状。注意患者意识、尿量的变化，加强心肺功能监护，密切观察有无并发症发生。

（3）减少外界刺激：医护人员"四轻"（说话轻、走路轻、操作轻、开关门轻），使用器具无噪声，护理治疗安排集中有序，尽量在痉挛发作控制的一段时间内完成，减少探视，避免干扰。

（4）保持静脉输液通畅：防止因抽搐致静脉通路堵塞、脱落而影响治疗。

（5）严格隔离消毒：严格执行无菌技术，护理人员穿隔离衣，患者的用品和排泄物均应消毒，更换的伤口敷料应焚烧，防止交叉感染。

（6）保护患者防止受伤：使用带护栏的病床，必要时使用约束带固定患者，防止患者痉挛发作时坠床和自我伤害；关节部位放置软垫保护关节，防止骨折等；应用合适牙垫，防止痉挛时咬伤舌。

（7）留置导尿管者：保持导管通畅，观察尿色、量是否正常，会阴擦洗，每日2次，防止感染。

2. 饮食护理

协助患者进食高热量、高蛋白质、高维生素饮食，宜少量多餐，以免引起呛咳、误吸，病情严重者，提供肠内外营养，以维持人体正常需要，如患者因张口困难及吞咽困难而难以进食，采取鼻饲法，补充营养时注意：①每次灌注量不超过200ml，温度为38~40℃，间隔时间不少于2小时且速度不宜过快，以免因各种原因影响营养物质的吸收。②喂药时应将药片碾碎，溶解后方可注入，防止胃管堵塞。③每次鼻饲前必须检查胃管，确定其在胃内方可注食。④鼻饲患者应每日进行口腔护理。

3. 发热的护理

（1）密切观察体温变化，定时测量体温，必要时随时测量，评估患者的症状、体征及热型。

（2）调整室内温、湿度，使患者舒适。

（3）体温超过39℃，可用冰敷、酒精浴等物理降温法或遵医嘱使用药物降温，如冬眠疗法，应用冬眠疗法时做好各项监测，随时调整冬眠药物的用量，使患者处于浅睡状态。

（4）患者大量出汗后，及时更换衣服，预防感冒。遵医嘱进行静脉补液，防止虚脱及电解质失衡。

（5）寒战时注意保暖，减少能量的进一步消耗。

4. 自理缺陷的护理

（1）协助患者大小便、穿衣、进食等。

（2）向患者及家属解释自理能力下降的暂时性，消除患者及家属的焦虑情况。

（3）向患者及家属介绍恢复早期活动的方法及重要性，定期帮助患者活动四肢关节，如屈伸等。病情好转后，鼓励患者主动在床上或下床活动，适当为患者提供活动用具。

（4）备呼叫器、常用物品置患者床旁易取到的地方。

5. 呼吸道的护理

（1）保持呼吸道通畅：对抽搐频繁、药物不易控制的严重患者，尽早行气管切开，以改善通气，及时清除呼吸道分泌物，必要时进行人工辅助呼吸，紧急状态下（如突发窒息）可立即将 16 号针头刺入环甲膜，使空气进入气管，然后再作气管切开，并给予吸氧，保证通气。

（2）在痉挛发作控制后的一段时间内，协助患者翻身、拍背，以利排痰，必要时吸痰，防止堵塞，给予雾化吸入，便于痰被咳出或吸出。气管切开患者给予相应护理（如气道湿化等）。

（3）进食时避免呛咳、误吸。

【健康教育】

提高患者对破伤风病理过程的认识，有效预防破伤风的发生。

1. 妥善处理创伤

开放性伤口应早期清创；污染重的伤口应清除坏死组织、异物，敞开伤口，做延期缝合。

2. 主动免疫

破伤风类毒素皮下注射首次 0.5ml，隔 4 周~6 周后再注射 1ml，共 2 次，一年后强化注射 1ml，可维持 5~10 年。一旦遭遇创伤，仅需注射类毒素 0.5ml，即可在 3~7 天内产生有效的免疫抗体。

3. 被动免疫

未行主动免疫者在受伤后早期肌内注射破伤风抗毒素 1500~3000U，伤口污染重或受伤时间超过 12 小时，剂量可加倍，一周内有预防效应。人体破伤风免疫球蛋白免疫效能更强，250~500U 肌内注射，体内半衰期约 3 周。注射破伤风抗毒素前，应皮内过敏试验，如为阳性反应，需改用免疫球蛋白，或行 TAT 脱敏注射。

4. 预防

宣传破伤风的发病原因和预防知识，加强自我保护意识。伤后及时就诊，处理伤口。

二、气性坏疽

气性坏疽通常由梭状芽孢杆菌所致的一种严重的以肌组织坏死或肌炎为特征的急性特异性感染。此类感染发病急，预后差。

气性坏疽属厌氧菌感染，病菌为革兰阳性梭状芽孢杆菌，主要是产气荚膜梭菌、水肿杆菌、腐败杆菌和溶组织杆菌等。气性坏疽的发生是由上述细菌产生的外毒素与酶所致。

【临床表现】

气性坏疽的临床特点是病情发展迅速，患者全身情况可在 12~24 小时内迅速恶化。潜伏期 1~4 日，最短 6~8 小时。

1. 局部表现

早期，患者自觉伤肢沉重，有包扎过紧感或疼痛感。随病变发展，伤处出现"胀裂样"剧痛，一般镇痛剂不能缓解。患部肿胀明显，呈进行性加重，压痛剧烈。伤口周围皮肤肿胀、苍白、发亮，很快变为紫红色，进而变为紫黑色，并出现大小不等的水疱。轻压伤口周围可有捻发感，常有气泡从伤口溢出，并有稀薄、恶臭的浆液样血性分泌物流出。伤口内肌肉由于坏死，呈暗红色或土灰色，失去弹性，刀割时不收缩，也不出血。

2. 全身症状

表现头晕、头痛、表情淡漠或烦躁不安、高热、脉速、呼吸急促、大汗和进行性贫血。晚期患者可出现感染性休克、外周循环障碍和多器官衰竭等。

【辅助检查】

1. 细菌学检查

伤口渗出物涂片可检出粗大的革兰阳性杆菌，同时可行渗出物细菌培养。

2. 血常规检查

可见红细胞计数和血红蛋白降低，白细胞计数升高。

3. 血生化检查

协助了解各脏器功能状态。

4. 影像学检查

X线、CT检查常显示伤口肌群有气体。

【治疗原则】

1. 隔离治疗

对于气性坏疽患者应采取严格的隔离措施、一切敷料焚烧、器械和用具分别处理。

2. 抗生素治疗

立即给予大剂量青霉素、甲硝唑、第三代头孢菌素等抗生素进行治疗。

3. 急诊清创

尽早彻底清除一切坏死组织，充分引流，解除梗阻，组织减张，改善循环，开放创面，术中术后用3%过氧化氢或1：1000的高锰酸钾溶液冲洗，或用盐水替硝唑溶液冲洗及湿敷。手术过程中，不可用止血带。

4. 高压氧疗法

通过提高组织间的含氧量，营造不适合此类细菌生长繁殖的环境，提高治愈率，减少伤残率。

5. 全身支持疗法

包括肠内外营养、原发病和并发症的治疗等。给予高蛋白、高热量饮食，必要时多次少量输新鲜血，纠正水与电解质紊乱。

6. 抗生素的应用

在治疗过程中应根据细菌学检查及药物敏感试验结果、治疗效果调整抗生素的应用。

7. 血浆置换

对严重感染病例此法可清除细菌与毒素。

8. 手术治疗

在肌肉广泛坏死伴有严重毒血症威胁生命时，应考虑早期截肢术，截肢后为防止创口周围皮肤收缩，应行皮肤牵引术，截肢平面较高，残端全层敞开，不缝合，创口处理同上，待肉芽组织长好后，再行残端修整缝合。

【护理评估】

1. 健康史

了解患者的发病时间、经过，尤其是创伤史。

2. 身体状况

（1）局部：了解伤肢疼痛性质，程度及应用镇痛剂的效果；评估伤口情况，如有无水疱，气泡溢出及分泌物的性状，颜色及气味，伤口周围皮肤颜色，肿胀程度，有无捻发音等。

（2）全身：评估患者生命体征、意识状态等。

3. 心理 – 社会状况

（1）心理反应：由于病情发生突然，发展迅速，很快引起全身反应，患者伤肢剧痛，一般镇痛药效果不明显，患者常有焦虑、恐惧等心理反应。

（2）认知状况：了解患者及家属对疾病，治疗及预后的认知程度及心理承受能力。患者对医院环境的适应情况等。

（3）社会支持系统：评估家庭的经济情况对治疗本病的经济承受能力和支持程度。

【护理诊断】

1. 疼痛

与局部组织创伤、炎症刺激及肿胀有关。

2. 体温过高

与细菌感染、组织坏死和毒素吸收有关。

3. 组织完整性受损

与组织感染、坏死有关。

4. 自我形象紊乱

与失去部分组织和肢体而致形体改变有关。

5. 潜在并发症

感染性休克。

【护理措施】

1. 严格隔离消毒

患者住隔离病室，实行床旁隔离。①房间外有隔离标志，房间内备有隔离基本用物，如洗手消毒液、隔离衣等。②护士进入病室内穿隔离衣、戴手套及口罩，尽量将治疗和护理集中，接触患者前、后均应彻底洗刷、消毒双手，手部有伤口的护理人员不得参与护理。③患者的一切用品和排泄物都要严格消毒隔离，患者的敷料应予焚烧。

2. 病情监测

严密观察伤口肿痛情况，特别是突然发作的伤口"胀裂样"剧痛，准确记录疼痛的性质、特点及发作等情况。

3. 用药护理

遵医嘱及时准确使用有效抗生素。

4. 饮食护理

给予高热量、高蛋白质、高维生素饮食，疼痛者应在进食前半小时镇痛，允许患者少量多餐，并给予足够的进食时间。

5. 疼痛的护理

（1）密切观察受伤肢体情况，对其病情进展有预见性。

（2）对开放性骨折合并大腿、臀部肌肉广泛损伤、挤压伤、重要血管损伤、止血带使用时间过长者，自诉局部沉重，有包扎过紧的感觉或疼痛时，应警惕气性坏疽的发生。

（3）若出现疼痛进行性加重，有胀裂感，一般镇痛药不能控制，伤口有气泡逸出，并有腐肉气味，应积极采取措施并取伤口分泌物进行常规检查，细菌培养加药敏试验。

（4）一旦确诊为气性坏疽后，积极配合医师做好紧急局部手术准备，从根本上减轻疼痛。

（5）保护敞开的伤口免受刺激，可用支架撑起被褥。

（6）配合医师用氧化剂冲洗，湿敷伤口，以减轻疼痛。

（7）遵医嘱使用镇痛剂。

6. 高热的护理

（1）密切观察体温变化，定时测量体温，必要时随时测量，评估患者的症状、体征及热型。

（2）调整室内温度、湿度，使患者舒适。

（3）体温超过39℃，可用冰敷、酒精浴等物理降温法或遵医嘱使用药物降温，如冬眠疗法，应用冬眠疗法时做好各项监测，随时调整冬眠药物的用量，使患者处于浅睡状态。

（4）患者大量出汗后，及时更换衣服，预防感冒。遵医嘱进行静脉补液，防止虚脱及电解质失衡。

（5）寒战时注意保暖，减少能量的进一步消耗。

7. 自理缺陷的护理

（1）协助患者大小便、穿衣、进食等。

（2）向患者及家属解释自理能力下降的暂时性，消除患者及家属的焦虑情况。

（3）向患者及家属介绍恢复早期活动的方法及重要性，定期帮助患者活动四肢关节，如屈伸等。病情好转后，鼓励患者主动在床上或下床活动，适当为患者提供活动用具。

（4）备呼叫器、常用物品置患者床旁易取到的地方。

8. 截肢患者的护理

（1）截肢前，向患者及家属解释手术的必要性和可能出现的并发症等情况，使患者及家属能够了解、面对并接受截肢的现实。

（2）截肢后，耐心倾听患者诉说，安慰并鼓励患者正视现实，指导患者掌握自我护理技巧，但决不勉强患者，避免增加其痛苦和心理压力。

（3）介绍一些已经截肢的患者与之交谈，使其逐渐适应自身形体变化和日常活动，指导患者应用假肢，使其接受并做适应性训练。

9. 心理护理

（1）对患者提出的问题（如治疗效果、疾病预后等）给予明确、有效和积极的信息，建立良好的护患关系，使其能积极配合治疗。

（2）正确引导患者正视伤残现实，与其共同探讨人生目标，使之身残志坚，对患者的合作与进步及时给予肯定和鼓励。

（3）指导患者及家属应用松弛疗法，如按摩、听音乐等，允许患者适度的发泄情绪，如来回踱步、哭泣等。当患者表现为愤怒时，除过激行为外不应加以限制。

【健康教育】

采用高压氧治疗。

1. 向患者及家属说明高压氧对气性坏疽的治疗作用，提高组织的氧含量，抑制气性坏疽杆菌的生长繁殖，并使其停止产生 α 毒素，从而挽救肢体。

2. 向患者简述高压氧治疗的 3 个步骤：加压、稳压和减压。

3. 指导患者配合

（1）进氧舱前：接受伤口控药（禁用凡士林等油类纱布）和抗生素注射，以减少污染，提高治疗效果；穿全棉病服；排空大、小便；严禁携带易燃易爆物品。

（2）进舱后：服从医护人员指导，不得随意搬弄舱内阀门、开关等设施以防意外事故的发生；了解舱内供氧、通讯装置的使用方法，正确使用吸氧面罩；掌握预防气压伤的基本知识：首次进舱人员，常规用 1% 呋麻液滴鼻，可带少许糖果、梅子进舱，在加压时增加唾液加强吞咽动作；稳压吸氧时，不讲话，不吃东西，不深呼吸，若出现头昏、出汗、恶心、面部紧张或抽搐等不适，则摘下面罩，呼吸舱内空气，并立即报告操舱人员处理；减压时，注意保暖，以防感冒；减压过程中行自主呼吸，切忌屏气，以防肺气压伤。

（3）出舱后：如有皮肤瘙痒、关节疼痛、伤口渗血过多等，报告医护人员做相应处理；注意休息，进热饮料或洗热水澡，以协助氮气的继续排出；加强营养，摄入高热量、高蛋白质、高维生素饮食；治疗期间，出现感冒、发热、呼吸道感染、月经量过多等报告医护人员、暂停治疗。

第七章　普通外科患者常见症状及护理

第一节　恶心与呕吐

恶心是上腹部的一种特殊不适感觉，是欲将胃内容物经口吐出，严重恶心常伴有自主神经功能紊乱的表现，如头晕、出汗、流涎、心率改变、血压下降及四肢厥冷等。

呕吐是横膈、肋间肌及腹部肌肉的收缩，呼吸运动停止，将胃内容物或部分小肠内容物不自主地经贲门、食管逆流出口腔的一种反射动作。相关因素主要有中枢性呕吐和反射性呕吐，外科常见的原因为反射性呕吐；胃十二指肠疾病；肠道疾病；急性肠炎、急性阑尾炎、肠梗阻；肝、胆、胰腺疾病。某些药物如麻醉镇痛药、抗生素、抗癌药等使化学感受器触发区受刺激，引起中枢性呕吐。

【临床表现】

1. 胃源性呕吐

由胃黏膜的炎症或胃黏膜受物理、化学、细菌毒物的刺激，幽门痉挛与梗阻等引起。呕吐物多有消化液及食物，若有胆汁反流入胃则呕吐物常含绿色胆汁；若有慢性胃出血，血液与胃酸发生反应而呈咖啡色；呕吐物含有宿食和腐败气味提示幽门梗阻。

2. 反射性呕吐

腹腔内感觉神经受刺激引起，如急性胆道疾患、急性胰腺炎等，呕吐时常伴有恶心，有明显的上腹痛，呕吐后并不感到舒适。

【辅助检查】

1. 实验室检查

主要包括与炎症、内分泌代谢及水盐电解质代谢紊乱等有关实验室检查。

2. 辅助检查

可作 B 超、胃镜、ERCP、超声内镜、CT、磁共振等特殊检查。

【治疗原则】

1. 胃肠道疾病

（1）因消化道良性或恶性病变造成的狭窄或梗阻所致的呕吐，药物治疗是无效的，只有经扩张、置入支架或手术治疗，解除狭窄或梗阻之后，呕吐症状才会消失。

（2）对于贲门失弛缓症患者，在未进行扩张或手术治疗之前，可选用钙离子通道拮抗药或硝酸甘油餐前半小时口服或餐前15~30分钟舌下含化治疗，早期可改善呕吐及梗阻症状；或者试用肉毒杆菌毒素行狭窄局部注射治疗。

（3）胃肠道急性炎症性病变引起的呕吐，应积极选用抗生素并纠正电解质紊乱及补充维生素；胃肠动力障碍引起的恶心与呕吐则可应用莫沙必利等促胃肠动力剂；如果呕吐是由胃肠道痉挛所致，则可应用东莨菪碱等抗胆碱能药物。

2. 肝脏、胆道及胰腺疾病

是导致恶心、呕吐的常见病因之一。恶心、呕吐可是急性病毒性肝炎的早期症状，常与食欲减退、厌油腻食物及上腹部饱胀同时出现，随着护肝治疗及适当的休息之后，恶心与呕吐可逐渐消失。呕吐也是胆道梗阻或绞痛常伴随的症状，只有当胆道梗阻或炎症消除之后，呕吐才会停止；急性胰腺炎时常伴随有恶心与呕吐症状，只有随着采用胃肠减压，减少胰液与胰酶的分泌等措施之后，呕吐才会逐步缓解或终止。

3. 中枢神经系统病变

包括各种原因所致的脑炎、脑膜炎、脑肿瘤、脑寄生虫病、脑血管病及颅脑外伤等病变，均可引起颅内压力增高而导致恶心、呕吐。治疗的重要措施之一是应用降低颅内高压、减轻脑细胞水肿的药物治疗，脱水治疗后，不仅可改善呕吐的症状，更重要的是起到了保护或恢复脑细胞功能的作用。

4. 药物所致的呕吐

多种药物有引起恶心与呕吐的不良反应，一般而言，只要立即停止应用引起呕吐的药物，呕吐症状就会减轻直至消失，因此并不需要应用镇吐类药物。目前临床上对某些恶性肿瘤或血液系统的恶性疾病（如白血病、恶性淋巴瘤、多发性骨髓瘤、恶性组织细胞病等）常采取联合化疗或放疗，或对某些恶性肿瘤采用抗癌药物行介入治疗。但无论在治疗过程中或治疗之后，均可引起较严重的胃肠道不良反应，最突出的表现是恶心与呕吐。为了预防或减轻此不良反应，常可应用镇吐药物进行治疗，常用的药物有昂丹司琼（奥丹西龙）（枢复宁）、格拉司琼（康泉）等。必须指出，应用这些作用强的镇吐药物之后，也会产生中枢神经系统、心血管系统或胃肠道的不良反应，故应严格控制药物的剂量及间隔时间。

5. 神经、精神因素所致的呕吐

对此类原因所致的呕吐，心理治疗是关键。首先应消除患者的精神心理障碍，其次可配合药物治疗，常用的药物是镇静药与胃肠促动力剂，重者可采用多塞平或氟西汀等抗抑郁药物治疗。禁忌应用昂丹司琼（奥丹西龙）等强烈作用的镇吐药。

【护理评估】

1. 健康史

评估呕吐的原因、频率和时间。

2. 身体状况

评估患者呕吐是否伴有恶心、呕吐方式、呕吐物的性质、量、颜色和气味及呕吐后症状改善的情况。呕吐物的量一般成年人胃内容量约 300ml，幽门梗阻者量可较多。剧烈频繁的呕吐，大量胃液丢失要注意有无脱水、电解质紊乱。长期呕吐而不能进食可导致营养不良。

3. 心理 – 社会状况

了解患者的心理状态，评估其是否有紧张、焦虑的心理情绪。向患者解释精神紧张不利于呕吐的缓解，特别是有的呕吐与精神因素有关，紧张、焦虑还会影响食欲和消化能力，而治病的信心及情绪稳定则有利于症状的缓解。

【护理诊断】

1. 焦虑

与不能正常进食及反复呕吐等因素有关。

2. 知识缺乏紧张、焦虑也会影响食欲和消化能力，放松可以减少呕吐发生。

3. 自理缺陷

与体质虚弱有关。

4. 潜在并发症

脱水、电解质紊乱、营养不良等。

【护理措施】

1. 病情监测

密切观察患者呕吐的时间、次数、呕吐量及性状的变化，观察有无脱水及电解质紊乱的表现。

2. 休息与体位

病情轻、体力尚可者，可取坐位。病情重、体力差、较虚弱者，协助患者坐起或床头抬高30°~45°，头偏向一侧，避免误吸。

3. 饮食护理

根据病情及医嘱指导患者进食，注意少量多餐，进食清淡、易消化的食物，并注意色、香、味的调配，以刺激患者的食欲。呕吐严重不能进食者，予以静脉输液，并详细记录出入水量。

4. 生活护理

保持患者的清洁舒适。呕吐后协助患者清洁口腔，清除周围呕吐物，更换脏衣物；热水洗脸，擦净口鼻周围残存的呕吐物；开窗通风，保持空气的清新流通。

5. 减轻呕吐的护理

当患者有恶心、呕吐时，指导患者进行缓慢的深呼吸，可有效控制或减轻呕吐。

6. 药物治疗的护理

按医嘱应用镇吐药及其他治疗。按治疗计划口服或静脉补充水分和电解质。剧烈呕吐不能进食或严重水电解质失衡时，主要通过静脉输液给予纠正。应用化疗药物引起的呕吐，遵医嘱预防性应用中枢镇吐剂或定时应用，并选择合适的化疗时间，如傍晚、餐后等，可有效减轻化疗药物引起的胃肠道反应。

7. 心理护理

关心患者，了解其心理状态，耐心解答患者及家属提出的问题。向患者解释精神紧张不利于呕吐的缓解，特别是有的呕吐与精神因素有关，紧张、焦虑还会影响食欲和消化能力，而治病的信心及情绪稳定则有利于症状的缓解。指导患者运用深呼吸、转移注意力等放松技术，减少呕吐的发生。

【健康教育】

1. 提高患者对恶心与呕吐发生过程的认识，积极治疗原发病。

2. 指导患者恶心、呕吐时，要进行缓慢的深呼吸，可有效控制或减轻呕吐。

3. 呕吐后要密切观察呕吐发生的时间、次数、呕吐量及性状的变化，同时做好口腔卫生，更换脏衣物，保持周围环境清洁，空气清新流畅。

4. 保持良好的心情，消除紧张、焦虑等不良情绪，树立治疗疾病的信心有利于症状的缓解。

第二节　腹　胀

腹胀是因腹腔内容物生理或病理性的增加，使其在外观上显著增大的现象。它可以是一个主观症状，也可以是客观检查所见。相关因素有：①胃肠胀气：消化不良，肠蠕动功能不良，肠梗阻，腹膜炎；②腹水：结核性、化脓性腹膜炎，腹腔内出血，胆道或肠道穿孔，恶性肿瘤；③腹腔肿块：卵巢囊肿，肝癌，肾肿瘤，巨脾等。

【临床表现】

多数腹胀系由于食物和气体在肠内运行发生障碍；食物发酵而产生过多的气体或吞咽过多的空气等原因引起，临床表现肠鸣音增强、排气增多。长期呕吐、禁食或少食导致低血钾亦引起腹胀，临床表现肠鸣音减弱或消失。腹水引起的腹胀应做腹部移动性浊音等检查予以确定。其他还可因气腹、腹腔内肿物、胃肠功能紊乱等引起腹胀。

【辅助检查】

B超、钡灌肠X线立位照片或透视检查可见小肠内多个液平面及瘪缩的结肠可诊为机械性肠梗阻；麻痹性肠梗阻可见结肠充气扩张；见肠管漂浮在腹水中为腹腔积液特点。

【治疗原则】

腹胀患者留置胃管行胃肠减压，可有效减轻腹胀症状。护士应注意保持胃管通畅，定时冲洗，观察胃液的颜色、性质、量。同时应密切倾听患者主诉，如排气情况。

【护理评估】

1. 健康史

评估腹胀发生的时间、起病原因或诱因、部位、与体位的关系、程度和持续时间。

2. 身体状况

评估患者是否伴有恶心呕吐、腹胀等症状，有无缓解的方法。注意患者的神态、生命体征、有无压痛、反跳痛、腹肌紧张。

3. 心理 – 社会状况评估患者有无精神紧张、焦虑不安等心理因素。

【护理诊断】

1. 紧张、恐惧

与担心疾病预后有关。

2. 知识缺乏

缺少饮食知识，应以少渣、易消化食物为主，忌食牛奶、甜食及刺激性食物。

3. 自理缺陷

与胃肠减压及长期使用利尿剂有关。

4. 潜在并发症

低钾血症、低钠血症等。

【护理措施】

1. 胃肠胀气的护理

（1）饮食护理

少量多餐，轻度腹胀者饮食以少渣、易消化食物为主，避免生冷、多纤维、味道浓烈的刺激性食物。忌食牛奶、甜食等易产气食物。肠梗阻、腹膜炎等患者应给予禁食、必要时给予胃肠减压。

（2）体位与活动

单纯腹胀者，可鼓励在床上翻身，能下床者可下床活动，以促进肠蠕动。采取半坐卧位，以减轻腹部压力。

（3）遵医嘱予以减轻腹胀的方法

1）肛管排气：腹胀无法自然排气时，可插入肛管，以协助排气。

2）给予灌肠或软便剂：如因便秘引起的腹胀，可予以灌肠、开塞露塞肛或肠蠕动促进剂。

8

3）松节油或薄荷油热敷：应用热及对抗刺激剂（松节油）的作用，使局部血管扩张、结缔组织伸展性增加及肌肉收缩力增强，肌肉纤维松弛，有助于腹胀的解除。执行热敷时应配合以顺时针方向进行腹部按摩。热敷执行完后应注意排气的时间，腹胀是否减轻或解除。

（4）严重腹胀

应置胃管行胃肠减压，保持引流通畅，观察引流物的性状及胃肠减压效果。

2.腹水的护理

（1）病情观察

每日同一时间、同一条件下测量体重、腹围及肢体周径，严重腹水者，强调每日测体重一次并详细记录。观察生命体征，准确记录 24 小时出入水量。

（2）饮食

进食高蛋白、高热量、高维生素、低钠饮食。对一般腹水患者不用严格限制饮水量，而当血钠在 130mmol/L 以下时，应限制每日进水量在 1500ml 以下。

（3）体位及活动

腹水患者应卧床休息，重度腹水患者应绝对卧床休息，尽量采取平卧位，以增加肝、肾血液灌注。

（4）药物护理

1）遵医嘱应用各种利尿药，在用药前做好患者的心理护理及健康知识宣教，告知患者应用利尿药后的反应。

2）应用利尿药时，应观察利尿药的作用及不良反应。长期使用利尿药者，应观察有无低钾、低钠血症的发生。低钾血症的表现为全身无力，以四肢肌肉较为突出，肌腱反射迟钝或消失，还可出现恶心、呕吐、厌食、腹胀及心律失常等。低钠血症的表现为疲乏、倦怠、眩晕、恶心、呕吐、尿少等，严重患者可出现神志障碍。

3）预防低血钾的发生，可多食含钾食物，如柑橘、菠菜、牛奶、豆类食品等。

4）当腹水严重时，为增加胶体渗透压，可遵医嘱输新鲜冰冻血浆之后，再用利尿药加速体液的排出。

（5）腹腔穿刺抽液术的护理

当患者腹水量多引起压迫症状时，可协助医师进行放腹水的治疗，以减轻腹胀的痛苦。①腹腔穿刺抽液前，应向患者说明穿刺的目的及方法，以减轻患者的恐惧心理。②严格执行无菌操作，防止继发性感染。③密切观察生命体征、面色、神志的变化，发现异常立即报告医师。④每次放腹水不宜超过 3000ml，大量放腹水后应卧床休息 8~12 小时。⑤观察穿刺针眼是否有溢液，如溢液不止，应予以加压包扎。⑥详细记录放腹水的时间、颜色、量，并遵医嘱送检。

3.腹腔肿块的护理

（1）依照各种疾病的不同手术方式，分别给予不同的术前、术后护理。

（2）术后采取半坐卧位，缓解腹部张力。鼓励尽早下床活动，以促进肠蠕动恢复。

（3）保持引流通畅，观察并记录引流的颜色、性质、量的变化。

（4）若患者疼痛无法忍受时，遵医嘱予以镇痛药，观察镇痛药的效果及持续时间，有无不良反应的出现。

4.心理护理

护士对腹胀患者进行心理疏导，消除患者紧张恐惧心理，使患者精神放松，情绪稳定，增强患者对疼痛的耐受性，从而减轻甚至解除疼痛。

【健康教育】

1.提高患者及家属对疾病的认识过程。

2.调整好饮食、少食多餐，避免生冷、多纤维、味道浓烈的刺激性食物，忌食牛奶、甜食等易产气食物。

3.腹水患者应卧床休息，尽量采取平卧位，做好体重的监测。

4.保持乐观向上的心态，消除紧张、恐惧心理，使精神放松、情绪稳定，从而减轻疾病所带来的痛苦。

第三节 黄 疸

黄疸是指皮肤、黏膜与巩膜由于血清胆红素增高4而呈现黄疸的现象，一般是胆红素代谢障碍的临床表现。成人血中胆红素的正常浓度为5.13~17.1μmol/L（0.3~1.0mg/dl），当超过34.2μmol/L（2mg/dl）时，即有黄疸出现。如血清胆红素已有升高，但在34.2μmol/L（2mg/d1）以下，肉眼未见黄疸，称为隐性黄疸。黄疸一般表现为皮肤、黏膜、巩膜的黄染。由于血中高胆汁酸盐，而引起全身皮肤瘙痒；伴随肝功能下降，患者会出现全身疲倦、发热、食欲下降、恶心、呕吐、厌食油腻、腹胀、便秘或脂肪泻及进行性消瘦等症状。临床上将黄疸分为溶血性黄疸、肝细胞性黄疸和阻塞性黄疸三种类型。相关因素有：①溶血性黄疸：地中海性贫血，新生儿溶血，药物性溶血；②肝细胞性黄疸：病毒性肝炎，中毒性肝炎；③阻塞性黄疸：原发性胆汁性肝硬化，药物性黄疸，肝外胆管的炎症、水肿、结石等。

【临床表现】

1.症状

（1）皮肤、巩膜等组织的黄染

胆红素对含有弹性硬蛋白的组织具有较大的亲和力，所以含有该组织的巩膜、皮肤和黏膜最易出现黄疸。黄疸加深时，尿、痰、泪液及汗液也被黄染，唾液一般不变色。黄疸的深浅不一，与引起黄疸的原发病以及黄疸原发病及黄疸持续的时间长短有关。

（2）尿和粪的色泽改变

肝细胞性和梗阻性黄疸时尿色加深，甚至呈浓茶色，尿色加深的程度与尿中胆红素含量有关。有些患者首先发现尿色变深，有些则先察觉巩膜、皮肤和黏膜的黄染。溶血性黄疸虽有巩膜皮肤黄染，但尿色不深，在急性大量溶血时，尿中出现血红蛋白尿而使尿液呈酱油色。梗阻性黄疸时粪色变淡，甚至完全灰白。

（3）消化道症状

黄疸病例常有腹胀、腹痛、食欲缺乏、恶心、呕吐、腹泻或便秘等症状，常因原发病不同而稍有差异。

（4）胆盐血症的表现

主要症状有：皮肤瘙痒、心动过缓、腹胀、脂肪泄、夜盲症、乏力、精神萎靡和头痛等。

2.伴随症状

（1）黄疸伴发热见于急性胆管炎、肝脓肿、钩端螺旋体病、败血症、大叶性肺炎。病毒性肝炎或急性溶血可先有发热而后出现黄疸。

（2）黄疸伴上腹剧烈疼痛可见于胆道结石、肝脓肿或胆道蛔虫病；右上腹剧烈疼痛、寒战高热和黄疸为 Charcot 三联征，提示急性化脓性胆管炎。持续性右上腹钝痛或胀痛可见于病毒性肝炎、肝脓肿或原发性肝癌。

（3）黄疸伴肝大，若轻度至中度肿大，质地软或中等硬度且表面光滑，见于病毒性肝炎急性胆道感染或胆道阻塞。明显肿大、质地坚硬、表面凸凹不平有结节见于原发性或继发性肝癌。肝大不明显而质地较硬，边缘不整表面有小结节者见于肝硬化。

【辅助检查】

1. 实验室检查

出现黄疸时，应检查血清总胆红素和直接胆红素，以区别胆红素升高的类型，另外检查尿胆红素、尿胆原以及肝功能也是必不可少的。

（1）间接胆红素升高为主的黄疸

主要见于各类溶血性疾病、新生儿黄疸等疾病。直接胆红素与总胆红素比值小于 35%。

除上述检查外，还应进行一些有关溶血性疾病的辅助检查，如红细胞脆性试验、酸溶血试验、自身溶血试验、抗入球蛋白试验、血常规、尿隐血、血清游离血红蛋白、尿含铁血黄素、血清乳酸脱氢酶、葡萄糖 –6– 磷酸脱氢酶等。

（2）直接胆红素升高为主的黄疸

见于各类肝内、肝外阻塞使胆汁排泄不畅，直接胆红素与总比值大于 55% 者。

除进行一些常规检查外，还需进一步检查碱性磷酸酶、γ – 谷氨酰转肽酶、亮氨酸氨基肽酶、5– 核苷酸酶、总胆固醇、脂蛋白 –X 等。

（3）肝细胞损伤混合性黄疸

见于各类肝病，表现为直接胆红素、间接胆红素均升高，直接胆红素与总胆红素比值为 35%~55%，检查肝功能可获得异常结果。

2. 其他检查

（1）血常规、尿常规。

（2）黄疸指数、血清胆红素定量试验。

（3）尿液中胆红素、尿胆原、尿胆素检查。

（4）血清酶学检查。

（5）血胆固醇和胆固醇酯测定。

（6）免疫学检查。

（7）X 线检查。

（8）B 型超声波检查。

（9）放射性核素检查。

（10）肝活组织检查。

（11）腹腔镜检查。

【治疗原则】

黄疸的治疗原则是在明确原发病的基础上针对病因治疗、对症治疗。

【护理评估】

1. 健康史评估黄疸的原因及伴随症状。

2. 身体状况

评估黄疸黄染的部位及程度、持续时间，评估患者是否伴随发热、上腹疼痛、肝部肿大、腹胀、食欲缺乏、恶心、呕吐、腹泻、便秘、皮肤瘙痒、乏力、夜盲症等不良症状。

3. 心理 – 社会状况

了解患者的心理状态，评估其是否有紧张、焦虑的心理情绪及对疾病治疗及预后的认知程度、心理承受能力和支持程度等。

【护理诊断】

1. 激动、忧郁与皮肤瘙痒及疾病预后有关。

2. 知识缺乏

不同疾病造成的黄疸预后结果不一样。

3. 自我形象紊乱

与胆红素代谢障碍造成皮肤、巩膜黄染有关。

4. 潜在并发症

皮肤破损、感染及出血。

【护理措施】

1. 病情观察

密切观察黄染分布、深浅、尿色、粪色及皮肤瘙痒程度变化；注意化验结果回单，尤其是血清总胆红素；伴随症状及其程度的变化。

2. 饮食护理

肝病患者除肝性脑病要限制蛋白质外，原则应给予高蛋白、高热量、低脂肪、高维生素饮食。胆道疾病的患者应予低脂饮食，以防止因进食脂肪后胆囊收缩引起腹痛或消化不良而导致腹胀、腹泻。有腹水患者应限制钠盐和水的摄入。由于烟酒入体内后均在肝脏解毒，可加重肝脏负担和损害，故黄疸患者应戒烟、酒。

3. 活动和休息

无论何种原因所致的黄疸患者都应保证充足的休息，尤其是肝炎所致的黄疸，卧床休息是保护肝细胞和促进肝细胞修复的主要措施。若病情逐渐恢复，可指导患者循序渐进式地进行床上活动、床旁活动及病房活动。

4. 保持大便通畅

长期卧床使肠蠕动减少引起便秘。粪便长期滞留，可使胆红素再吸收量增加，加重黄疸。应适当进食粗纤维食物、香蕉等柔软水果，保持大便通畅，养成定时排便的好习惯，避免便秘而用力排便，必要时遵医嘱给予缓泻剂。

5. 皮肤护理

鉴于皮肤温热时痒感往往加重，而皮肤凉快有助于消除瘙痒，所以要适当增减衣着和被褥，居室温度适宜，必要时使用空调，冬天室内空气干燥可适当加湿，外用使皮肤凉爽的洗剂或霜剂；指导患者勿搔抓、摩擦皮肤，及时修剪指甲，避免皮肤抓破而引起感染；夜间瘙痒严重者在睡前用温水淋浴，浴水温度以 35~37℃为宜，避免使用碱性强的肥皂，洗澡后涂保护性霜剂、保湿乳剂等；内衣宽松、柔软，以全棉织品为佳，避免穿化纤、混纺织品；使用局部外用药，如炉甘石洗剂、薄荷酚洗剂、止痒药水等，以减轻瘙痒。

6. 预防出血

①平日注意是否有牙龈出血、皮肤瘀斑、黑便、血尿、呕血等现象。②保护患者避免跌倒或受伤。③注射时使用小号针头，并于抽血或注射后，予以加压止血。④避免食用具有化学性、机械性等刺激性食物，或过烫、辛辣及粗糙的食物。⑤避免引起腹压升高的动作，如举重物、咳嗽、用力排便、呕吐等。⑥遵医嘱补充维生素 K。

【健康教育】

情绪激动、恼怒、心情忧郁均可使瘙痒发作和加重，故应培养愉快的情绪，多参加娱乐活动，如下棋、听音乐、聊天、看电视等，以减少对瘙痒的关注，不看刺激性强的影视节目，并养成早起、早睡的良好生活习惯。

第四节　水　肿

水肿指组织间隙的水分过多，在临床上可以看到水肿的现象，尤其是身体下半部更为明显。相关因素有肝硬化、肝癌；慢性消耗性疾病；贫血；维生素 B_1 缺乏；甲状腺功能减退；血栓性静脉炎；肢体静脉血栓形成；过敏致静脉、淋巴回流受阻及毛细胞血管渗透性增加。

【临床表现】

全身性水肿有以下临床表现。

1.心源性水肿（右心衰竭）

水肿特点是首先出现于身体低垂部分，还有右心衰竭的其他表现，如颈静脉怒张、肝大、静脉压升高、严重时可出现胸、腹水等。

2.肾源性水肿

水肿特点是疾病早期起床时有眼睑与颜面水肿，以后发展为全身水肿（肾病综合征时重度水肿）。常有尿改变、高血压、肾功能损害的表现。肾源性水肿需与心源性水肿相鉴别。

3.肝源性水肿

主要表现为腹水，也可首先出现踝部水肿，逐渐向上蔓延，而头、面部及上肢常无水肿。

4.营养不良性水肿

特点是水肿发生前常有消瘦、体重减轻等表现。水肿常从足部开始蔓延全身。

5.其他原因引起的水肿

（1）黏液性水肿时产生非压陷性水肿：颜面及下肢较明显。

（2）经前期紧张综合征：特点为月经前 7~14 天出现眼睑、踝部及手部轻度水肿，可伴乳房胀痛，盆腔沉重感，月经后水肿逐渐消退。

（3）药物性水肿：可见于肾上腺皮质激素、雄激素、雌激素、胰岛素、甘草制剂等。

（4）特发性水肿：几乎只发生在妇女，主要表现在身体下垂部分，原因未明，一般认为是内分泌功能失调与直立体的反应异常所致，立卧位水试验有助于诊断。

【辅助检查】

1.血浆蛋白与清蛋白的测定

如血浆蛋白低于 55g/L 或白蛋白低于 23g/L，表示血浆胶体渗透压降低。其中清蛋白的降低尤为重要。血浆蛋白与清蛋白降低常见于肝硬化、肾病综合征及营养不良。

2.尿检查与肾功能试验

有全身性水肿时应检查尿内是否有蛋白、红细胞及管型等。如无蛋白尿很可能水肿不是由心脏或肾脏病引起。心力衰竭患者常有轻度或中度蛋白尿，而持久性重度蛋白尿为肾病综合征的特征。持久性蛋白尿，尿中红细胞与管型增多，伴有肾功能明显减退者常提示水肿为肾脏病所致；心力衰竭患者虽亦可有上述表现，但尿检查和肾功能的改变在程度上一般都比较轻。与水肿有关的肾功能试验，常选用酚磺肽亦称酚红试验、尿浓缩和稀释试验、尿素澄清试验等，目的是测定肾脏的排泄功能。

3. 血红细胞计数和血红蛋白含量测定

如血红细胞计数和血红蛋白含量明显减少者应考虑此水肿可能与贫血有关。

4. 计算水和钠盐的每日摄入量和排出量

计算每日水和钠盐的摄入量和排出量，必要时测定血浆氯化钠含量，有助于了解体内水钠的潴留情况。

【治疗原则】

水肿的治疗原则是在明确原发症的基础上针对疾病进行病因治疗和对症治疗。

【护理评估】

1. 健康史

评估水肿的原因及伴随症状。

2. 身体状况

评估患者水肿发生的部位、时间及特点，是否伴有颈静脉怒张、肝肿大、胸腹水、尿液改变、高血压、肾功能损害、消瘦、体重减轻、乳房胀痛、盆腔沉重感等不良症状。

3. 心理 – 社会状况

评估患者有无精神紧张、焦虑不安等心理因素，了解患者及其家属对疾病治疗及预后的认知程度、心理承受能力及经济承受能力。

【护理诊断】

1. 焦虑

与疾病预后有关。

2. 知识缺乏

缺乏皮肤如何保护的知识。

3. 自我形象紊乱

与疾病造成体重增加，形象受损有关。

4. 自理缺陷

与皮肤变薄及肢体肿胀等造成的活动受限有关。

5. 潜在并发症

压疮。

【护理措施】

1. 病情观察

观察患者水肿的部位、压陷程度、范围及皮肤状况，每日测量患者的体重、腹围或肢体周径，观察伴随水肿发生的其他症状。

2. 饮食护理

应予清淡、容易消化的饮食，少量多餐，避免产气的食物。因营养不良，血浆蛋白减少而引起的水肿，应加强蛋白质的补充，如有饮食限制，则予以静脉营养支持。

3. 卧位指导

提供患者舒适姿势和安静环境，如有腹水时，采取半坐卧位；如有下肢水肿，则采取下肢抬高位，以利静脉回流。

4. 药物治疗的护理

应用利尿药时，监测血清电解质浓度，必要时补充钾离子。护士应观察利尿药的作用，记录尿量，还应对每类利尿药的作用时间及不良反应有所了解。

5. 皮肤护理

（1）因水肿导致血液循环障碍而使皮肤冰冷苍白时，应给予适当保暖，如调节室温、热敷等，组织有炎症的情况则不可热敷。

（2）保持皮肤、黏膜的清洁干燥，特别是眼睑、口腔、阴部等地方应特别注意，以预防感染。

（3）因水肿使皮肤变薄，易受损伤，应选择柔软衣物、被褥，将患者常用的用物放置于随手可取之处，防止皮肤的擦伤。

（4）预防压疮。

【健康教育】

1. 水肿发生时要注意水肿的部位、时间、特点、范围及皮肤情况，要保持皮肤清洁、干燥、预防破损面发生感染，适当给予保暖，防止压疮。

2. 合理进食，少食多餐，进食易消化的饮食，病情允许时适当加强蛋白质的摄入。

3. 提供安静舒适的环境，根据病情变化来取舒适的体位，利于静脉回流。

4. 消除紧张、焦虑不安的情绪，讲解有关疾病的知识，积极配合治疗。

第五节 腹 痛

腹痛是普通外科临床上最常见的症状之一，可分为急性疼痛与慢性疼痛，病变性质分为器质性与功能性。相关因素包括腹膜炎症；腹腔脏器的炎症、溃疡、肿瘤、脏器扭转或破裂及空腔脏器梗阻；中毒与代谢障碍；神经精神因素；腹腔外病变如肺炎、肺梗死、急性心肌梗死、急性心包炎等疼痛可向腹部放射而致腹痛。

【临床表现】

1. 腹痛多见于消化器官膨胀、肌肉痉挛、炎症、溃疡、缺血、腹膜刺激等，也为胃肠功能紊乱的常见症状。

2. 腹痛还见于全身性疾病、泌尿生殖系统疾病、腹外脏器疾病如急性心肌梗死和下叶肺炎等。

3. 腹痛表现为不同性质和程度的疼痛，如隐痛、钝痛、灼痛、刀割样痛、钻痛或绞痛，可为持续性或阵发性疼痛。

4. 胃、十二指肠病变引起的腹痛多为上腹部隐痛、灼痛或不适感，伴畏食、恶心、呕吐、嗳气、反酸等。

5. 小肠病变呈脐周疼痛，并有腹泻、腹胀等表现。

6. 大肠病变所致的腹痛为腹部一侧或双侧疼痛。

7. 急性胰腺炎常出现上腹部剧烈疼痛，为持续性钝痛、钻痛或绞痛，并向腰背部呈带状放射。

8. 急性腹膜炎时疼痛弥漫全腹，腹肌紧张、有压痛、反跳痛。

【辅助检查】

1. 血、尿、粪的常规检查

血白细胞总数及中性粒细胞比例增高提示炎症病变。尿中出现大量红细胞提示泌尿系统结石、肿瘤或外伤。有蛋白尿和白细胞则提示泌尿系统感染。脓血便提示肠道感染，血便提示狭窄性肠梗阻、肠系膜血栓栓塞、出血性肠炎等等。

2. 血液生化检查

血清淀粉酶增高提示为胰腺炎，是腹痛鉴别诊断中最常用的血生化检查。血糖与血酮的测定可用于排除糖尿病酮症引起的腹痛。肝、肾功能及电解质的检查对判断病情亦有帮助。

3. 腹腔穿刺液的常规及生化检查

腹痛诊断未明而发现腹腔积液时，必须做腹腔穿刺检查。穿刺所得液体应送常规及生化检查，必要时还需做细菌培养。不过通常取得穿刺液后肉眼观察已有助于腹腔内出血、感染的诊断。

4. 实时超声与 CT 检查

此项检查对肝、胆、胰疾病的鉴别诊断有重要作用，必要时依超声检查定位作肝穿刺，肝脓肿、肝癌等可因此确诊。

5.X 线检查

腹部 X 线平片检查在腹痛的诊断中应用最广。膈下发现游离气体的，即可确定为胃肠道穿孔。肠腔积气扩张、肠中多数液平则可诊断为肠梗阻。输尿管部位的钙化影可提示输尿管结石。腰大肌影模糊或消失的提示后腹膜炎症或出血。X 线钡餐造影或钡灌肠检查可以发现胃十二指肠溃疡、肿瘤等。唯在疑有肠梗阻时应禁忌钡餐造影。胆囊、胆管造影，内镜下的逆行胰胆管造影及经皮穿刺胆管造影对胆系及胰腺疾病的鉴别诊断甚有帮助。

6. 内镜检查

可用于胃肠道疾病的鉴别诊断，在慢性腹痛的患者中常用。

7.B 超检查

主要用于检查胆道和泌尿系结石、胆管扩张、胰腺及肝脾大等。对腹腔少量积液、腹内囊肿及炎性肿物也有较好的诊断价值。

8. 心电图检查

对年龄较大者，应作心电图检查，以了解心肌供血情况，排除心肌梗死和心绞痛。

【治疗原则】

1. 胃肠减压

急腹症患者留置胃管行胃肠减压，可有效减轻腹痛症状。护士应注意保持胃管通畅，定时冲洗，观察胃液的颜色、性质、量。同时应密切倾听患者主诉，如排气情况。

2. 药物镇痛

药物镇痛仍为解除胃肠道疾病疼痛的重要措施，镇痛的药物种类甚多，应根据病情，疼痛性质和程度选择性给药。一般疼痛发生前用药要比疼痛发生后用药效果好，且剂量偏小。疼痛缓解或消失后及时停药，防止不良反应及耐药性，有些药物可致成瘾，更应慎用。

【护理评估】

1. 健康史

评估腹痛发生的时间、起病原因或诱因、部位、与体位的关系、程度和持续时间。

2. 身体状况

评估患者是否伴有恶心呕吐、腹胀、腹泻等症状，有无缓解的方法。必须注意患者的神态、生命体征、有无压痛、反跳痛、腹肌紧张。

3. 心理 – 社会状况评估患者有无精神紧张、焦虑不安等心理因素。

【护理诊断】

1. 焦虑、恐惧

与疾病，担心手术预后等因素有关。

2. 知识缺乏

与疾病没有得到确诊，随意使用镇痛药有关。

3. 疼痛

与消化器官膨胀、肌肉痉挛、炎症、腹膜刺激等因素有关。

4. 潜在并发症

穿孔、休克。

【护理措施】

1. 病情观察

密切观察腹痛的部位、性质、强度变化，有无伴随腹痛发生的相关症状，有无周期性以及与进食和服药的关系。观察生命体征变化，有剧烈腹痛如穿孔、绞痛时要注意有无休克的发生。

2. 饮食护理

无饮食限制时，采用少量多餐，无刺激性、高蛋白、低脂肪、低纤维素，易于消化的饮食。合理进食可以减轻食物对腹部的机械性和化学性刺激，缓解疼痛。消化性溃疡应避免进食刺激胃酸过度分泌的食物，如刺激性调味品、烟、酒等，采用少量多餐的饮食，无刺激性、低纤维、易消化、高蛋白食物如牛奶、鸡蛋、豆浆等，应定时、定量进餐。胆囊炎应低脂肪饮食。

3. 休息与体位

需卧床休息及保持舒适体位，一般采取下肢屈曲的仰卧位或侧卧位。

4. 禁食胃肠减压及营养支持

可减轻腹痛、腹胀，禁食期间应予营养支持，注意水电解质平衡，合并感染时应用抗生素。

5. 按医嘱予以镇痛，解痉药

常用阿托品、山莨菪碱（654-2），护士要了解药物的药理作用及不良反应。在诊断不明的情况下，禁用哌替啶、吗啡等麻醉剂。

6. 冷热的应用

腹痛患者不可轻易使用冷热治疗，应排除器质性病变后酌情使用。冷敷可使血管收缩，抑制炎症扩散；热敷促进血液循环，有炎症时禁用。

7. 正确应用药物

抑酸药宜在餐后 1~2 小时服；解痉药在餐后 6 小时后及睡前服用；保护胃黏膜药在餐前 30 分钟服用。

8. 心理护理

术前做好充分准备，除做好身体的常规准备外，更应做好心理准备。术前给予患者安慰、解释工作，解除患者对手术的顾虑及恐惧感。

9. 指导患者减轻疼痛

（1）保持舒适体位：主要以患者认为舒适的姿势为主。一般采用仰卧或侧卧，下肢屈曲可避免腹壁紧张，减轻疼痛。

（2）胸式呼吸可避免腹部病变部位受到刺激，引起腹痛加重。

（3）保持情绪稳定，减少焦虑，避免压力引起的消化道症状。

（4）指导患者自我控制或经由暗示性的情境来分散患者对疼痛的注意，如松弛技巧、自我暗示法、呼吸控制法、音乐疗法等。

【健康教育】

1. 腹痛时要注意观察其部位、性质、强度、伴随症状与周期性、进食及服药有无关系。

2. 合理进食可以减轻食物对腹部的机械性和化学性刺激。

3. 消除精神紧张、恐惧、焦虑的心理状态，积极配合治疗。

第六节 便 血

便血是指自肛门排出血液，出血部位可来自上消化道，也可来自下消化道。由于血液经各种消化液的作用，多半呈柏油样便，如出血部位接近直肠，则呈红色血液状。相关因素有小肠疾病：小肠憩室，克罗恩病，小肠的炎症、息肉、肿瘤；结肠疾病：细菌性痢疾，阿米巴痢疾，溃疡性结肠炎，结肠息肉、肿瘤；直肠疾病：直肠息肉、肿瘤；肛门疾病：痔、肛裂等。

【临床表现】

1. 鲜血便

多为急性（即时）出血，血液流出血管外很短时间就经肛门随粪便排出，或便后直接流出。流出的血液外观类似外伤出血，颜色鲜红或紫红、暗红，时间稍久后可以凝固成血块。常见于以下疾病：

（1）痔疮：各期内外痔和混合痔均可引起大便出血，一般为粪便附有鲜血或便后滴血。外痔一般无大便出血。

（2）肠息肉：为无痛性大便出血。排便时出血，排便结束后停止，量多少不等，血液一般不与粪便相混；或息肉位置高、数量多，也可与粪便相混。

（3）直肠脱垂：久病后可有排便时出血。

（4）肛裂：便血，出血方式为粪便表面一侧附有血迹，不与粪便相混，部分患者便后滴血。

2. 脓血 / 黏液血便

即排出的粪便中既有脓（黏）液，也有血液。脓（黏）液血便往往见于直肠或结肠内的肿瘤及炎症。常见于以下疾病：

（1）直肠癌：血色较新鲜或暗红色，粪便中可有黏液，往往血液、黏液、粪便三者相混。

（2）结肠癌：随病程延长逐渐出现大便出血，多为含有脓液或黏液的血便，血色较暗。

（3）溃疡性结肠炎：黏液便或脓血便，同时伴有左下腹痛或下腹疼痛。

（4）肠道感染性疾病：如细菌性痢疾、阿米巴肠病等。

3. 黑便

又称为柏油便，为上消化道出血最常见的症状之一，大便呈黑色或棕黑色。如果出血量较少，且出血速度较慢，血液在肠内停留时间较长，排出的粪便即为黑色；若出血量较多，在肠内停留时间较短，则排出的血液呈暗红色；出血量特别大，而且很快排出时也可呈鲜红色。

4. 隐血便

小量（微量）消化道出血不会引起粪便颜色改变，仅在粪便隐血试验时呈阳性，称为隐血便。所有引起消化道出血的疾病都可以发生隐血便，常见溃疡、炎症及肿瘤。便隐血试验可检测粪便中的少量（微量）血液成分。肠息肉（癌）的早期粪便隐血可呈现阳性，定期进行粪便隐血检测是结直肠肿瘤筛查（初筛）的重要途径。

5. 伴随症状

（1）肛门及肛周病变：便血鲜红，肛门疼痛难忍，或肿胀有痔核，或伴有肛裂。

（2）上消化道疾病：呕血一般都伴有黑便，出血量大、速度快时可以有血便。

（3）下消化道疾病：根据出血的原发病不同，伴随症状表现不一。

【辅助检查】

1. 实验室检查

包括血、尿、便常规；无肉眼血便但不能除外隐血便可以查粪便隐血试验。根据原发病不同，可以进行粪便细菌培养、寄生虫检测；生化学检查，包括肝肾功能、电解质、血糖、血脂、凝血功能、肿瘤标志物等。

2. 病因学检查

（1）影像学检查腹部超声、CT、MRI、PET-CT、胃/肠镜、小肠镜、胶囊内镜、十二指肠镜等以明确消化道病变的部位、性质等。

（2）骨髓穿刺检查，除外血液系统疾病。

（3）肛门指诊有助于发现直肠肿瘤。

【治疗原则】

便血的治疗原则是在明确原发病的基础上针对病因治疗和对症治疗。

【护理评估】

1. 健康史

评估便血的原因及伴随症状。

2. 身体状况

评估患者便血来源于上消化道还是下消化道，主要是通过血液的颜色来判断出血的部位，同时观察便血的时间及量，是否伴随有肛门疼痛等不良症状。

3. 心理-社会状况

了解患者的心理状态，评估其恐惧、紧张的心理状态，对疾病治疗及预后的认知程度，心理承受能力和支持程度。

【护理诊断】

1. 紧张、恐惧

与疾病的预后有关。

2. 知识缺乏

便血时需观察大便次数、颜色、性质及量。

3. 贫血

与便血本身有关。

4. 自理缺陷

与血红蛋白低下、活动受限有关。

5. 潜在并发症

贫血、休克等。

【护理措施】

1. 病情观察

观察每日大便的次数、颜色、性质、量，估计出血量；生命体征；腹部症状、体征；有无贫血、休克的表现。

2. 饮食护理

根据病情指导饮食，如无须禁食，则予以易消化、少渣、高蛋白、高热量、高维生素、高铁的半流质饮食，避免过硬、过烫、刺激性食物。

3. 活动与休息

病情严重，血红蛋白明显低下者应卧床休息，护士协助进行日常生活护理。病情平稳，贫血改善，患者可逐渐增加活动量。

4. 补充血容量

根据病情输液、输血，补充血容量。

5. 病因及对症治疗护理

协助医师进行病因及对症治疗，了解止血药物的作用机制，观察药物疗效及不良反应，必要时做好急症手术准备。

【健康教育】

1. 提高患者及其家属对疾病的认知过程，积极治疗原发症。

2. 指导患者便血时要观察便血的次数及量、颜色、伴随症状等。

3. 根据病情变化，合理安排饮食，必要时需要禁食、禁水。

4. 病情加重时，尽早就医，以免延误治疗。

5. 解除紧张、恐惧及烦躁不安的情绪，保持良好的心情，树立战胜疾病的信心及勇气，积极配合治疗。

第八章　颈部疾病患者的护理

第一节　单纯性甲状腺肿

单纯性甲状腺肿是由于缺碘、甲状腺素需要量增加及甲状腺素合成和分泌障碍等原因引起的甲状腺持续性肿大，不伴有明显的功能异常。根据发病原因，可分为地方性甲状腺肿、散发性甲状腺肿。

单纯性甲状腺肿一般女性多见，如不及时治疗，晚期可形成结节性甲状腺肿，而结节性甲状腺肿有可能发生恶变。

【临床表现】

单纯性甲状腺肿多发于女性，一般发生在青春期，流行地区常发生于入学年龄。甲状腺肿大小不等，形状不同。弥漫性肿大仍显示正常甲状腺形状，两侧常对称。结节性肿大常一侧较显著；囊肿样变结节若并发囊内出血，结节可在短期内增大。腺体表面较平坦、光滑，质软；吞咽时，腺体随喉和气管上下移动。甲状腺不同程度的肿大和肿大结节有时可对周围器官引起压迫症状。

1.压迫气管

比较常见。自一侧压迫，气管向对侧移位或变弯曲；自两侧压迫，气管变为扁平。由于气管内腔变窄，呼吸发生困难，尤其在胸骨后甲状腺肿时更严重。受压过久还可使气管软骨变形、软化，引起窒息。

2.压迫食管

少见。仅胸骨后甲状腺肿可能压迫食管，引起吞咽时不适感，但不会引起梗阻症状。

3.压迫颈深部大静脉

可引起头颈部的血液回流困难。此种情况多见于位在胸廓上口、大的甲状腺肿，尤其是胸骨后甲状腺肿。患者面部呈青紫色水肿，同时出现颈部和胸前表浅静脉的明显扩张。

4.压迫喉返神经

可引起声带麻痹（多为一侧），患者声音嘶哑。压迫颈部交感神经节链，可引起霍纳综合征，极为少见。

甲状腺功能和基础代谢率除了结节性甲状腺肿继发甲状腺功能亢进症外，大多正常。此外，结节性甲状腺肿可继发甲状腺功能亢进症，也可发生恶变。

【辅助检查】

1.甲状腺摄 ^{131}I 率测定缺碘性甲状腺肿可出现摄碘量增高，但吸碘高峰一般正常。

2.B 超

为首选检查。可确定有无结节和扫查出 1cm 以下的结节，结节的大小，结节为单发还是多发，还可明确结节是囊性、实性还是混合性。此外，对于 B 超提示有沙砾样钙化改变的甲状腺结节应警惕甲状腺癌的可能。

3.CT 检查

可显示甲状腺结节的情况，还有助于了解甲状腺肿大的范围、气管压迫的情况以及有无胸骨后甲状腺肿等，另外对于怀疑甲状腺恶性肿瘤伴有淋巴结转移的时候，甲状腺 CT 检查有助于发现其转移灶。

4.X 线检查

本身不能发现甲状腺肿的原发灶和转移灶，但颈部 X 线检查有助于发现不规则的胸骨后甲状腺肿及钙化的结节，还能确定气管受压、移位及狭窄的有无。

5. 细针穿刺细胞学检查

病变性质可疑时，可行细针穿刺细胞学检查以确诊。

【治疗原则】

1. 青春期、妊娠期生理性甲状腺肿

无须治疗，可多吃含碘丰富的食物，如海带、紫菜等。

2. 单纯性甲状腺肿

压迫气管、食管、血管或神经引起临床症状时，应尽早手术治疗，可行甲状腺大部切除术。

3. 巨大的单纯性甲状腺肿

虽没有引起压迫症状，但影响生活和工作，也应予手术。

4. 结节性单纯性甲状腺肿

继发功能亢进的综合征，或怀疑有恶变的可能，应尽早手术治疗。

【护理评估】

1. 健康史

评估时应询问患者的年龄、月经生育史、创伤感染情况和居住史，如是否居住于远离海的山区，以及饮食习惯。如是否不吃海带、紫菜等海产品，或者有海产品过敏或禁忌。据报道，卷心菜、花生、菠菜、大豆、豌豆、萝卜等食物可抑制甲状腺素的合成，经常大量进食，也能导致甲状腺肿大。

2. 身体状况

监测患者的基础代谢率（BMR），了解其甲状腺功能是否正常。

3. 心理 – 社会状况

通过沟通感受患者对所患疾病的认识程度和求医的态度。

【护理诊断】

1. 焦虑

与疾病、担心手术预后等因素有关。

2. 知识缺乏

缺乏进食加碘食盐或含碘丰富的食品的有关知识。

3. 疼痛

与手术引起的组织损伤有关。

【护理措施】

1. 非手术治疗及术前护理

（1）心理护理

针对患者生理、心理的异常变化，如脖子增粗，既影响生活、工作，又有失美观，一旦决定手术，又担心手术效果能否如意，对预后缺乏足够的信心，进而导致心理障碍。因此，对其进行耐心、细致的心理辅导，告知手术治疗的必要性及安全性，以解除患者的思想顾虑，消除其不良情绪，争取其积极、主动地配合医护人员做好各项工作。

（2）用药护理

遵医嘱使用甲状腺制剂及复方碘剂。常用复发碘化钾溶液，使用方法为：每日3次，第1日每次3滴，第2日每次4滴，以后逐日每次增加1滴，至每次16滴为止，然后维持此剂量至手术前。

（3）饮食护理

对非手术治疗者告知使用加碘食盐，并经常进食含碘丰富的食物，如海带、海藻、紫菜等。

（4）体位要求

巨大甲状腺肿伴有压迫症状的患者，嘱其取半坐卧位，保持呼吸道通畅。一旦确认手术则指导患者进行甲状腺手术体位训练，即去枕仰卧，肩下垫一软枕，使颈呈过伸卧位，目的是锻炼其耐受性，以便手术时手术视野暴露充分，使手术得以顺利进行。

（5）术前准备

按常规做好术前准备如备皮、抗生素皮肤敏感试验、交叉配血及卫生处置等。手术日备气管切开包于床旁；如为巨大甲状腺肿疑有可能发生手术后气管塌陷者，术前即行气管插管或气管切开术，预防术后窒息的发生。

2. 术后护理

（1）饮食护理

手术后6小时麻醉药药效基本消退，此时嘱患者试喝冷开水，在无呛咳的情况下，进食流质、半流质，再过渡到普通饮食。冷开水既可湿润咽喉部黏膜，又能使局部血管收缩，从而使局部水肿消退，疼痛减轻。同时喝水不呛咳，说明喉上神经未受损，可正常进食。选择食物应避免过热、辛辣、刺激性大的食物，以免食用后加剧咽喉部黏膜充血，使疼痛加剧；并防止咽喉部受刺激而发生剧咳，导致切口出血或切口裂开。

（2）体位要求

术后取半坐卧位，利于呼吸顺畅，使切口引流更彻底，能减轻切口的张力，促进切口愈合。

（3）活动指导

手术后6小时或全身麻醉完全清醒后，一般情况，患者可自由活动，但须注意颈部活动动作不要过于剧烈，幅度不要过大；说话时音调不要过高，时间不能过长，否则，不利于术后切口及声音的恢复。

（4）切口和管道护理

保持切口敷料的清洁、干燥和固定。如有引流管，必须将其妥善固定，确保有效引流，观察并记录其引流的量和性质。发现异常，如敷料渗血严重或短时间内引流出大量血性液体，应及时通知医师处理。

（5）呼吸困难和窒息的护理

床旁常规备气管切开包。患者一旦发生呼吸困难或窒息，立即行气管插管，必要时行气管切开术，一旦实施则按气管切开术护理常规护理。

（6）病情观察及护理

遵医嘱监测生命体征及观察病情变化，确保呼吸道通畅，警惕并发症的发生。如脉搏增快，由 >100 次 / 分，短时间内进展为 >120 次 / 分，患者自诉呼吸困难，颈部有压迫感。体格检查见患者面色潮红，颈部肿胀，呼吸增快，切口周围皮肤张力增高，切口敷料渗血可不明显，但仍提示有切口内出血的可能。如进行性呼吸困难，即呼吸由快转为费力、变慢，则提示呼吸道梗阻，窒息可随时发生，相关因素有气管塌陷，或切口出血、血肿形成、压迫气管，或痰液黏稠而阻塞气管，或喉头水肿等。麻醉清醒后，喝水呛咳，提示喉上神经受损；术后说话声音嘶哑，提示喉返神经受损；术后出现口唇麻木，或手足抽搐，提示甲状旁腺有受损或血供不足的可能；因此，要求术后严密观察，一旦发现异常情况，如实记录，及时通知医师处理。

【健康教育】

1. 拆线后，循序渐进地练习颈部动作，如左右摇头、抬头点头等动作，防止瘢痕挛缩。

2. 结节性甲状腺肿遵医嘱服用甲状腺制剂等药。

3. 术后第 1 个月、第 3 个月、半年来院复查，如有异常情况随时就诊。

4. 饮食指导：①术后宜多吃含碘量高的食物，如海带、紫菜、发菜、干贝、带鱼、蛤、甲鱼等。②术后宜多吃具有消结散肿作用的食物，包括菱角、芋艿、油菜、芥菜、猕猴桃等。③术后宜多吃具有增强免疫力的食物：香菇、蘑菇、木耳、核桃、薏苡仁、红枣、山药。④忌烟、酒。忌辛辣刺激性食物，如葱、蒜、花椒、辣椒、桂皮、姜等。忌肥腻、油煎食物。

第二节　甲状腺功能亢进症

甲状腺功能亢进症简称甲亢，是指由各种原因导致正常甲状腺素分泌的反馈控制机制丧失，引起循环中甲状腺素异常增多而出现以全身代谢亢进为主要特征的疾病总称。

【分型】

按引起甲亢的原因可分为原发性、继发性和高功能腺瘤三类。

1. 原发性甲亢

最常见，多发于近海地区，患者年龄多在 20~40 岁，是指在甲状腺肿大的同时，出现功能亢进症状。腺体肿大为弥漫性，两侧对称，常伴有眼球突出，故又称"突眼性甲状腺肿"。有时伴有胫前黏液性水肿。

2. 继发性甲亢

较少见，多发于单纯性甲状腺肿的流行地区，如继发于结节性甲状腺肿的甲亢，患者先有结节性甲状腺肿多年，以后才出现功能亢进症状。发病年龄多在 40 岁以上。腺体呈结节状肿大，两侧多不对称，无眼球突出，也无胫前黏液性水肿，容易发生心肌损害。

3. 高功能腺瘤

是继发性甲亢的一种特殊类型，少见，甲状腺内有单发的自主性高功能结节，结节周围的甲状腺组织呈萎缩性改变，放射性碘扫描检查显示结节的吸 ^{131}I 量增加，为热结节。患者无眼球突出，也无胫前黏液性水肿。

【临床表现】

1. 甲状腺激素分泌过多综合征

由于甲状腺激素分泌增多和交感神经兴奋，患者可出现高代谢综合征和各系统功能受累，表现为性情急躁、易激惹、失眠、双手颤动、疲乏无力、怕热多汗、皮肤潮湿；食欲亢进却体重减轻、肠蠕动亢进和腹泻；月经失调和阳痿；心悸、脉快有力（脉率常在 100 次 / 分以上，休息与睡眠时仍快）、脉压增大。其中脉率增快及脉压增大常作为判断病情程度和治疗效果的重要指标。合并甲状腺功能亢进症性心脏病时，出现心律失常、心脏增大和心力衰竭。少数患者伴有胫前黏液性水肿。

2.甲状腺肿大

呈弥漫性、对称性，质地不等，无压痛，多无局部压迫症状。甲状腺扣诊可触及震颤，听诊时闻及血管杂音。

3.眼征

可分为单纯性突眼（与甲亢时交感神经兴奋性增高有关）和浸润性突眼（与眶后组织的自身免疫炎症有关）。典型者双侧眼球突出、眼裂增宽。严重者，上下眼睑难以闭合，甚至不能盖住角膜；瞬目减少；眼向下看时上眼睑不随眼球下闭；上视时无额纹出现；两眼内聚能力差；甚至伴眼睑肿胀、结膜充血水肿等。

【辅助检查】

1.基础代谢率测定

可根据脉压和脉率计算，或用基础代谢率测定器测定。后者较可靠，但前者简便。常用计算公式为：基础代谢率 =（脉率 + 脉压）–111。测定基础代谢率要在完全安静、空腹时进行。正常值为 ±10%；增高至 +20%~30% 为轻度甲亢，+30%~60% 为中度，+60% 以上为重度。

2.甲状腺摄 ^{131}I 率的测定

正常甲状腺 24 小时内摄取的 ^{131}I 量为人体总量的 30%~40%。如果在 2 小时内甲状腺摄取 ^{131}I 量超过人体总量的 25%，或在 24 小时内超过人体总量的 50%，且吸 ^{131}I 高峰提前出现，均可诊断甲亢。

3.血清中 T_3 和 T_4 含量的测定甲亢时，血清 T_3 可高于正常 4 倍左右，而 T_4 仅为正常的 2.5 倍，因此，T_3 测定对甲亢的诊断具有较高的敏感性。

【治疗原则】

1.目前普遍采用的三种疗法：抗甲状腺药物治疗、放射性碘治疗和手术治疗。

2.甲状腺大部切除术是目前对中度以上甲亢最常用而有效的方法，能使 90%~95% 的患者获得痊愈，手术死亡率低于 1%。主要缺点是有一定的并发症和 4%~5% 的患者术后复发，也有少数患者术后发生甲状腺功能减退。

3.手术适应证：①继发性甲亢或高功能腺瘤；②中度以上的原发性甲亢；③腺体较大，伴有压迫症状，或胸骨后甲状腺肿等类型的甲亢；④抗甲状腺药物或 ^{131}I 治疗后复发者或坚持长期用药困难者。此外，甲亢对妊娠可造成不良影响（流产、早产等），而妊娠又可能加重甲亢，故妊娠早、中期的甲亢患者凡具有上述指征者仍应考虑手术治疗。

4.手术禁忌证：①青少年患者；②症状较轻者；③老年患者或有严重器质性疾病不能耐受手术治疗者。

【护理评估】

1.健康史

询问患者的发病情况，病程长短。了解其是否患有结节性甲状腺肿、甲状腺腺瘤或其他自身免疫性疾病；有无甲状腺疾病的用药或手术史等；近期有无感染、劳累、创伤或精神刺激等应激因素；有无甲亢家族史。

2.身体状况

（1）全身情况：评估患者有无神经精神系统、心血管系统、高代谢、内分泌紊乱等症候群。

（2）生命体征：评估患者是否有脉快有力的症状。该脉率通常在 100 次 / 分钟以上，休息及睡眠时也不例外。由于收缩压升高，导致脉压增大。这两个典型临床表现是作为判断病情程

实用护理学临床实践

度和治疗效果的重要标志。

3. 心理-社会状况

了解患者有无情绪不稳，易激动，以及由此带来的人际关系恶化；有无疾病造成的自我形象紊乱；是否害怕手术而产生焦虑或恐惧心理。了解患者及家属对甲亢和甲亢手术的认识程度，家属经济情况及承受能力，患者所在的单位和社区医疗保健服务情况。

【护理诊断】

1. 营养失调：低于机体需要量

与基础代谢率显著增高有关。

2. 自我形象紊乱

与疾病引起外观变化（甲状腺肿大、突眼）有关。

3. 睡眠形态紊乱

与机体自主神经系统功能紊乱、交感神经过度兴奋有关。

4. 焦虑

与环境改变、手术治疗有关。

5. 知识缺乏

与缺乏服药的相关知识有关。

6. 切口疼痛

与手术创伤有关。

7. 清理呼吸道无效

与咽喉部及气管受刺激、分泌物增多及切口疼痛有关。

8. 潜在并发症

窒息，呼吸困难，甲状腺危象，喉返神经、喉上神经损伤，手足抽搐。

【护理措施】

1. 非手术治疗护理/术前护理

（1）心理护理

针对患者生理、心理的异常变化，如脖子增粗，既影响生活、工作，又有失美观，一旦决定手术，又担心手术效果能否如意，对预后缺乏足够的信心，进而导致心理障碍，因此，对其进行耐心、细致的心理辅导，告知手术治疗的必要性及安全性，以解除患者的思想顾虑，消除其不良情绪，争取其积极、主动地配合医护人员做好各项工作。

（2）体位要求巨大甲状腺肿伴有压迫症状的患者，嘱其取半坐卧位，保持呼吸道通畅。一旦确认手术则指导患者进行甲状腺手术体位训练，即去枕仰卧，肩下垫一软枕，使颈呈过伸卧位，目的是锻炼其耐受性，以便手术时手术视野暴露充分，使手术得以顺利进行。

（3）饮食护理

给予高热量、高蛋白、高维生素、清淡、易消化的饮食，少食多餐，满足机体高代谢的需要；并要求注意休息，避免体力消耗过多，出现疲劳现象，改善机体高代谢综合征。

（4）监测基础代谢率

了解甲亢控制程度，选择手术时机。

（5）用药护理

遵医嘱使用药物，降低基础代谢率，为手术做准备。如患者的心率或脉率控制在 90 次/分以下，基础代谢率控制在 +20% 以内，为较理想的手术时机。

· 114 ·

1）镇静药和安眠药：对精神过度紧张或失眠者可适当应用镇静剂和安眠药，如地西泮，以减轻或消除患者的恐惧心理，保证睡眠质量，稳定情绪。

2）硫脲类药物：作用是降低甲状腺素的合成。常用药物有甲硫氧嘧啶或丙硫氧嘧啶、甲巯咪唑、卡比马唑等。

3）复方碘剂：作用是抑制甲状腺素的释放。以对抗使用硫脲类药物后的不良反应，即使甲状腺血流量减少、充血程度减轻，甲状腺缩小变硬，术中出血量减少，解剖清楚，利于手术操作，从而杜绝或降低手术并发症的发生。由于碘剂对黏膜有一定的刺激性，且剂量少，因此，为了减少服用碘剂时的刺激性和保证服用剂量的准确性，服药时要切记不可将碘剂直接口服，应兑水服，或将碘剂吸附于饼干、面包等食品上食用。服用碘剂的方法为：从 3 滴开始，每日 3 次，每次 3 滴，逐日每次增加 1 滴至 16 滴维持到手术日，或手术前 2~3 周，每日 3 次，每次 5~10 滴维持。

4）普萘洛尔：该药是肾上腺素 β 受体阻断药，能控制甲亢的症状，缩短手术前准备时间，且无引起腺体充血的不良反应。但该药个体差异较大，服用前一定要监测心率或脉率，当心率或脉率降为 60 次 / 分左右时，应通知医师停药。

（6）突眼的护理

对于眼裂不能闭合，或患有结膜炎者，白天佩戴墨镜，睡眠时涂消炎眼膏保护。

2. 术后护理

（1）甲状腺危象的护理

危象的发生往往与术前准备不够充分、甲亢症状未能很好控制及手术应激有关。多出现在术后 12~36 小时，临床表现为突发体温急剧升高 >39℃，可超过 40℃，脉搏 >120 次 / 分，可超过 140 次 / 分，同时合并神经、循环及消化系统严重功能紊乱，如烦躁、谵妄、大汗、呕吐、水泻等。如不及时处理，可迅速发展至昏迷、虚脱、休克，甚至危及生命。因此，术前完善的准备，有效地控制基础代谢率和术后严密观察病情变化及监测生命体征，及时发现危象征兆，迅速通知医师，积极处理是防治危象有力的措施。治疗措施包括：吸氧、降温、输液、给碘、激素、镇静、降压，有心力衰竭者，加用洋地黄制剂。

（2）其余参见本章第一节"单纯性甲状腺肿"的相关内容。

【健康教育】

1. 康复与自我护理指导

指导患者正确面对疾病，自我控制情绪，保持心情愉快、心境平和。合理安排休息与饮食，维持机体代谢需求。鼓励患者尽可能生活自理，促进康复。

2. 用药指导

说明甲亢术后继续服药的重要性并督促执行。教会患者正确服用碘剂的方法，如将碘剂滴在饼干、面包等食物上，一并服下，以保证剂量准确，减轻胃肠道不良反应。

3. 复诊指导

嘱咐出院患者定期到门诊复查，以了解甲状腺的功能，出现心悸、手足震颤、抽搐等情况及时就诊。

第三节　甲状腺腺瘤

甲状腺腺瘤是最常见的甲状腺良性肿瘤，多见于40岁以下的女性，无明显症状，生长缓慢，常为单发结节，有完整包膜，按形态学分为滤泡状和乳头状囊性腺瘤两种。滤泡状腺瘤常见，周围有完整的包膜。乳头状囊性腺瘤少见。甲状腺腺瘤有10%~20%发生恶变，故一经诊断为腺瘤，均应手术治疗。

【临床表现】

1. 症状

本病进展缓慢，往往为无意中发现颈前包块。除功能自主性腺瘤有甲亢症状外，少有特殊不适主诉。如发生腺瘤囊内出血，肿瘤可突然增大，伴局部疼痛和压痛。在腺瘤增长到一定程度对周围组织器官产生压迫时可有呼吸困难、吞咽困难，如出现声音嘶哑时，需高度警惕甲状腺腺瘤发生恶变。

2. 体征

视诊可见颈部局部隆起；触诊甲状腺结节为单发，呈圆形或椭圆形，表面光滑、质韧、边界清楚、可随吞咽活动、无压痛。如结节质地硬、不规则，需警惕甲状腺癌的可能。

【辅助检查】

1. B超检查

可发现甲状腺肿块；伴囊内出血时，提示囊性变。

2. 放射性 ^{131}I 或 ^{99m}Tc 扫描

多呈温结节，伴囊内出血时可为冷结节或凉结节．边缘一般较清晰。

【治疗原则】

甲状腺腺瘤有诱发甲亢（约20%）和恶变（约10%）的可能，原'则上应早期行包括腺瘤的患侧甲状腺大部或部分（腺瘤小）切除。切除标本必须立即行病理学检查，以判定肿块病变性质。

【护理评估】

1. 健康史

详细评估患者的疾病发展史，如病史是否较长，数年或更长，肿块是否一直为单发，是否偶然发现，有无自我症状。

2. 其余参见"单纯性甲状腺肿"的相关内容。

【护理诊断】

参见"单纯性甲状腺肿"的相关内容。

【护理措施】

参见"单纯性甲状腺肿"的相关内容。

【健康教育】

参见"单纯性甲状腺肿"的相关内容。

第四节　甲状腺癌

甲状腺癌是最常见的甲状腺恶性肿瘤，约占全身恶性肿瘤的 1%。近年有增长趋势，女性多见。本病从儿童到老年人都可发生，青壮年占大多数。按肿瘤的病理类型分为乳头状腺癌、滤泡状腺癌、未分化癌和髓样癌。除髓样癌外，绝大部分甲状腺癌起源于滤泡上皮细胞。

【临床表现】

1. 甲状腺结节增大，质硬，甲状腺移动度差，颈部淋巴结大，可有声音嘶哑、吞咽困难及 Homner 综合征。

2. 早期无明显自觉症状，晚期波及耳、枕部和肩部，可有顽固疼痛，远处转移至扁骨和肺。

3. 髓样癌可有心悸、面色潮红、腹泻、血钙低及降钙素异常升高等表现，亦可伴有甲状旁腺增生和嗜铬细胞瘤。

【辅助检查】

1. B 超检查

可区分结节的实体性或囊肿性，结节若为实性并呈不规则反射，则恶性可能大。

2. X 线检查

胸部及骨骼摄片可了解有无肺及骨转移；颈部摄片可了解有无气管移位、狭窄、肿块钙化及上纵隔增宽。若甲状腺部位出现细小的絮状钙化影，可能为癌。

3. 放射性核素扫描

甲状腺癌的放射性 ^{131}I 或 ^{99m}Tc 扫描多提示为冷结节，边缘一般较模糊。

4. 细针穿刺细胞学检查

将细针自 2~3 个不同方向穿刺结节并抽吸、涂片。据此诊断的正确率可高达 80% 以上。

5. 血清降钙素测定

有助于诊断髓样癌。

【治疗原则】

各型甲状腺癌的恶性程度与转移途径有所不同，故处理原则也各不相同。除未分化癌通常采用外放射治疗外，一般应行甲状腺癌根治术，并根据病变分期决定是否清扫颈部淋巴结。

【护理评估】

参见"甲状腺功能亢进症"的相关内容。

【护理诊断】

1. 恐惧

与颈部肿块性质不明、担心手术及预后有关。

2. 清理呼吸道无效

与咽喉部及气管受刺激、分泌物增多及切口疼痛有关。

3. 潜在并发症

呼吸困难和窒息、吞咽困难、喉返神经损伤、喉上神经损伤或手足抽搐等。

【护理措施】

参见"甲状腺功能亢进症"的相关内容。

【健康教育】

参见"甲状腺功能亢进症"的相关内容。

第五节　甲状腺炎

甲状腺炎症疾病分为急性甲状腺炎、亚急性甲状腺炎和慢性甲状腺炎，后者又包括由结核、梅毒、真菌等致病菌引起的特殊性甲状腺炎和非特殊性的慢性淋巴细胞性甲状腺炎。甲状腺炎症在临床上比较少见，一旦发生，则多为亚急性甲状腺炎（又称 De Quervain 甲状腺炎或巨细胞性甲状腺炎）和慢性淋巴细胞性甲状腺炎（又称桥本甲状腺炎或自身免疫性甲状腺炎）。

【临床表现】

亚急性甲状腺炎是一种可自行缓解的非化脓性甲状腺炎性疾病，常发生于病毒性上呼吸道感染后。表现为甲状腺突然肿胀、发硬、吞咽困难及疼痛，并向患侧耳颞处放射。

桥本甲状腺炎是一种自身免疫性疾病，是甲状腺炎中最常见的一种，也是甲状腺肿合并甲状腺功能减退最常见的原因。表现为无痛性弥漫性甲状腺肿，对称、质硬、表面光滑，多伴有甲状腺功能减退，较大肿瘤可有压迫症状。

【辅助检查】

基础代谢率和甲状腺摄 ^{131}I 率检查

检查两者是否正常，两者有无分离现象等。如基础代谢率略高，而甲状腺摄 ^{131}I 量显著降低，则提示为亚急性甲状腺炎；如基础代谢率低和甲状腺摄 ^{131}I 量减少，则提示为桥本甲状腺炎。

【治疗原则】

1. 亚急性甲状腺炎

不必手术，甲状腺炎可自行缓解，或仅用镇痛药即可使疼痛缓解，甲状腺炎自然消退。目前，使用激素加甲状腺干制剂治疗，疗效肯定。因该病为非化脓性炎症，故抗生素无效。

2. 桥本甲状腺炎

根据甲状腺肿大小、有无明显压迫症状、有无合并真性甲亢、甲状腺癌等情况，选择不同的治疗方法。

（1）非手术治疗：甲状腺制剂治疗，可合用普萘洛尔和激素。

（2）手术治疗：以切除峡部解除压迫为宜；合并真性甲亢，则应行甲状腺大部分切除术；合并甲状腺癌，则按甲状腺癌处理。术后一旦发生继发性甲状腺功能减退，应长期服用甲状腺素制剂。

【护理评估】

1. 健康史

询问患者发病前有无病毒性上呼吸道感染，甲状腺是否疼痛，发病持续时间等。

2. 身体状况

（1）全身情况：评估患者有无神经精神系统、心血管系统、高代谢、内分泌紊乱等综合征。

（2）生命体征：评估患者是否有脉快有力的症状。甲亢脉率通常在 100 次 / 分以上，休息及睡眠时也不例外。由于收缩压升高，导致脉压增大。这两个典型临床表现是作为判断病情程度和治疗效果的重要标志。

3. 心理 - 社会状况

了解患者有无情绪不稳、易激动，以及由此带来的人际关系恶化；有无疾病造成的自我形象紊乱；是否害怕手术而产生焦虑或恐惧心理。了解患者及家属对甲亢和甲亢手术的认识程度，家属经济情况及承受能力，患者所在的单位和社区医疗保健服务情况。

【护理诊断】

参见"甲状腺功能亢进症"的相关内容。

【护理措施】

1. 非手术治疗及术前护理

（1）遵医嘱督促或协助患者服用药物。

（2）其余参见"甲状腺功能亢进症"的相关内容。

2. 术后护理

参见"甲状腺功能亢进症"的相关内容。

【健康教育】

1. 按医嘱服用药物，如甲状腺素制剂、激素等。

2. 其余参见"甲状腺功能亢进症"的相关内容。

第六节　原发性甲状旁腺功能亢进症

原发性甲状旁腺功能亢进症是由于甲状旁腺腺瘤、增生或腺癌引起的甲状旁腺素（PTH）过多释放于血液循环中，通过对肾和骨的作用，导致高钙低磷血症，主要临床表现为泌尿系结石、肾损害、消化性溃疡及神经精神症状。90% 的甲旁亢为良性病变，男女发病率比例为 1：（2~3），发病率随年龄增长而增加，绝经后妇女发病率为普通人群的 5 倍。

【临床表现】

1. 多见于 20~50 岁，女性多于男性。

2. 对反复发作的肾结石，特别是两侧肾结石，应考虑到此病。

3. 骨型多属晚期，病变的骨骼（颅骨、指骨、股骨、盆骨和腰椎等）有疼痛，呈结节状增厚、凹凸不平、弯曲或畸形，有时发生病理性骨折。

4. 血钙升高，因而神经肌肉的应激性降低，引起全身肌张力低下、胃肠蠕动减弱，出现疲乏、食欲差、恶心、便秘，甚至因咽肌无力而引起吞咽困难。

5. 部分患者可伴有胃、十二指肠溃疡，且可合并上消化道出血。

6. 部分患者可并发急性胰腺炎或胆管结石。

【辅助检查】

1. 实验室检查

血钙 >2.7mmol/L，血磷 <1.0mmol/L，尿钙 24 小时超过 200mg。血清 PTH>100ng/L。

2. X 线检查

X 线显示骨质稀疏、变薄、变形，骨内有多个透明的囊肿影。

3. B 超、CT 检查

B 超、CT 是显示腺瘤的首选定位方法，检查中发现颈部甲状腺后方肿物有助于诊断及定位。

4. 甲状旁腺核素扫描显像

可明确病变甲状旁腺累及腺体数目及部位，以及了解有无存在异位甲状旁腺。

【治疗原则】

手术切除甲状旁腺腺瘤。3/4 腺瘤起源于下甲状旁腺，多数在右侧；1/4 腺瘤起源于上甲状旁腺，多数在左侧。术中常规进行冰冻切片检查。术中应同时探查同侧另一甲状旁腺并送冷冻切片，以证实有无增生。

【护理评估】

1. 健康史

了解患者的年龄，有无家族史、颈部放射线接触史，有无骨折、泌尿系结石。

2. 身体状况

评估患者身体发育是否良好，了解患者有无进行性身高变矮，体重减轻，是否活动无耐力。

3. 心理－社会状况了解患者对疾病的认识程度和求医态度。

【护理诊断】

1. 焦虑、恐惧

与担心手术及预后有关。

2. 疼痛

与甲状旁腺功能亢进症造成代谢性骨病以及手术创伤有关。

3. 自理缺陷

与代谢性骨病使活动障碍有关。

4. 知识缺乏

缺乏术前准备及术后饮食、活动相关知识。

5. 潜在并发症

病理性骨折。

【护理措施】

1. 术前饮食护理

应进低钙食物，如鸡、鸭、萝卜、马铃薯，尽量避免兔肉、豆类、奶制品。鼓励多喝橘汁、梅汁等酸性饮料，以防脱水、血钙增高，且酸化尿液可预防肾结石。

2. 术前皮肤的准备

男性患者刮胡须，女性患者发髻低需要理发。

3. 术前胃肠道的准备

术前禁食 8~12 小时，禁水 4~6 小时。

4. 术前体位训练

术前指导患者进行头颈过伸位的训练。

5. 心理护理

（1）讲解原发性甲状旁腺功能亢进症的相关知识及手术的必要性。

（2）讲解手术前后的配合方法，消除其焦虑、恐惧心理。

（3）加强与患者的沟通，了解患者的动态心理变化，耐心解答患者的问题，建立良好的护患关系。

6. 术后护理

（1）术后须让患者卧床休息，指导其做床上运动。指导和帮助患者进行功能锻炼。患者由于肌肉无力、骨骼疼痛等原因而不愿活动时，应耐心讲解运动的意义，鼓励患者克服困难、战胜疾病。

（2）术后因病变腺体切除，血钙降低，应给予高钙饮食，如兔肉、豆类、乳制品。必要时，遵医嘱静脉注射10%葡萄糖酸钙溶液。护士要密切观察患者是否出现面部、口周或肢端发麻、手足抽搐等缺钙症状。

（3）预防术后并发症：上、下床及如厕动作轻缓，避免提重物、剧烈活动，必要时加强陪护，预防骨折发生。

【健康教育】

1.指导患者摄入钙、磷比例适当的饮食，如兔肉、豆类、乳制品。

2.坚持禁食刺激性食物，并禁食咖啡因、酒精含量较高的饮食，减少骨折的发生。

3.坚持适当的锻炼，使骨骼复原、肌力恢复。

4.坚持遵医嘱服药补钙，定期门诊复查。